MA GROSSESSE M'APPARTIENT

Mieux informée, je me réapproprie mon corps !

À Victor et Leïa,
Aux femmes enceintes migrantes, célibataires, battues.

Dr Mélanie Roblin

MA GROSSESSE M'APPARTIENT

Mieux informée, je me réapproprie mon corps !

MANGO
éditions

SOMMAIRE

Avant-propos 9
Introduction 10

Au commencement, il y a... 13

La consultation avant le projet « bébé » 14

Ça y est, je suis enceinte ! 15
Le test urinaire : deux « barres », l'affaire est dans le sac ! 15
Le test sanguin 16

Oyé ! Oyé ! J'annonce ma grossesse 16
L'annoncer vite, très vite ? 17
Le cacher longtemps, très longtemps ? 17
La fausse couche spontanée précoce 18

Et maintenant, que vais-je faire ? Que sera ma vie ? 21

Alerte rouge : les consommations à risque 22
Le tabac 22
L'alcool 25
Le cannabis 25
La prise de médicaments 26
Quelques situations médicales fréquentes 27

C'est pas la faim des haricots ! 28
Les apports recommandés : manger un peu, beaucoup, à la folie ? 28
Et tu prends des vitamines ? Non, des graines ! 30
La carence en fer 30
Les carences globales 31
Dans mon assiette 32
Les précautions à prendre autour de la table 35
Autour des tables de fêtes 36
La toxoplasmose 37
La listériose 38

Gare aux virus des plus petits 39
Le cytomégalovirus (CMV) 39
Le parvovirus B19 39

Il va y avoir du sport ! 40

Crac boum hue ! 43
De la tête aux pieds, ce qui va changer ! 44
L'effet « Jacques Dessange » 44
Au bal, au bal masqué, ohé ohé ! 44
Dracula 46

La plus redoutée 45
Au diable la varice ! 47
Jean qui rit, jean qui pleure 48
Le train du sommeil qui déraille 49

Autour de nous 51

Mon travail, c'est (pas) ma santé ! 52
Continuer ou non le travail, telle est la question ! 52
« Working girl » ou pas ? 52
Quand le lieu de travail n'encourage pas à y rester 53
Quand le conjoint ou la famille fait pression 54
Quand le lieu de travail ou l'environnement personnel est culpabilisant vis-à-vis d'un arrêt de travail 54
Dans le meilleur des mondes 54
S'arrêter un peu, beaucoup, pour de bon ? 56
Les absences pour rendez-vous médicaux 56
Quand métier et grossesse ne font pas bon ménage 57
Le congé pathologique 58
Quand un arrêt de travail est prescrit avant le congé maternité obligatoire 58
Quand vous avez le sentiment que l'arrêt de travail est nécessaire, mais le médecin ou la sage-femme qui vous suivent ne partagent pas cet avis 60
Législation et congé maternité 62

Famille, amis, ennemis 63
Le père, le fils et le saint-esprit 63
Ma tribu 66
Les visites des aînés à la maternité 68
Quand les proches sont nuisibles 69
Mamans, belles-mamans, bonnes mamans 69
Le père, l'amoureux, l'ex, le futur ex dangereux 72

Notre petit nid douillet 73
Le déménagement 73
Le monde merveilleux de la puériculture 73
Quelques ressources éclairantes 74

Qui, que, quoi ? Ma grossesse pas à pas 77

Les consultations : les étapes clés de mon suivi de grossesse 78
Je me repère 78
C'est tous les combien ? 78
Nom de code : SA 80
Quel professionnel de santé pour le suivi de ma grossesse ? 81
Quelques dates à connaître 82
La première consultation : le check-up complet ! 83
Le toucher vaginal est-il nécessaire à chaque consultation ? 86
Le train-train des consultations suivantes 87
La moins douloureuse : la consultation d'anesthésie 88
Quand y'en a plus, y'en a encore : la consultation dite de terme 89

Neuf mois de bonheur total… ou pas ! 90
Je suis heureuse, mais je vomis ! 90
Donnez-moi du sucre ! Le diabète gestationnel 91
Restez au lit, madame ! Juste un petit peu… la menace d'accouchement prématuré 92
Infections urinaires et plus si affinités ! 94
Je gonfle ! La prééclampsie 95
Un p'tit virus par-ci, un p'tit virus par-là 95
La grippe 95
La gastro-entérite 96
Vite, c'est urgent ! 97
L'infection à coronavirus 98

La surveillance de mon bébé : échographies et dépistage de la trisomie 21 101

Combien d'échographies et à quel moment ? 102

L'échographie des deux côtés de la lorgnette 104
Émotions vs concentration 104
Filmer et/ou photographier l'examen 105
Avec ou sans l'aîné ? 106

L'échographie de 12 SA 108
Le dépistage de la trisomie 21 109
L'échographie de 22 SA 111
L'échographie de 32 SA 112

Ma préparation à l'accouchement 115

À quoi dois-je m'attendre ? 116
En théorie : ce que disent les textes 116
En pratique : les préparations proposées 117
À quelle sauce vais-je être mangée, en réalité ? 118

Quelle préparation à l'accouchement choisir ? 120
Préparation théorique et/ou pratique ? 120
Le yoga prénatal 121
L'haptonomie, quèsaco ? 122
La préparation à l'accouchement en piscine 124
Préparations spéciales pour cas particuliers 124
Les phobiques des piqûres 125
L'accouchement précédent qui s'est mal passé 125

Le projet de naissance 126
En théorie : votre accouchement rêvé 126
En réalité, à la maternité 127

L'envers du décor de la préparation à l'accouchement 128

La méfiance des patientes envers les professionnels de santé 128
Halte aux violences obstétricales ! 130
Repenser la préparation à l'accouchement 132
La télésurveillance, bonne ou mauvaise chose ? 135

Tout, tout, tout, je saurai tout sur l'accouchement ! 137

Où accoucher ? 138
En maternité, en toute sécurité 138
Je dois changer de maternité en cours de route 140
À domicile comme Marie, entre l'âne et le bœuf ! 142
Et si j'accouchais dans une maison de naissance ? 145

Que mettre dans mon balluchon ? 148

3, 2, 1... Partez ! Quand me présenter à la maternité ? 151
Splatch, une flaque ! 151
Aïe, aïe, aïe ! Les maux qui doivent alerter quand la date du terme approche 153

Comment se déroule ma prise en charge en salle d'accouchement ? 154
J'ai perdu les eaux et j'ai des contractions douloureuses 154
Comment se déroulent habituellement le travail et l'accouchement ? 155
J'ai perdu les eaux sans contractions 156
J'ai des contractions douloureuses, mais mon col n'est pas dilaté 157
Le jour du terme est atteint, mais je n'ai pas de contractions ! 158
La sage-femme propose de me décoller 159
Si je suis déclenchée 160

Poussez Madame ! 162

Libérée, délivrée : la mort du placenta 164
Les complications de la délivrance 166
Quelques situations particulières 167
Mon bébé a les fesses en premier 167
J'attends des jumeaux 170
J'ai une césarienne programmée 170
La naissance nécessite une aide instrumentale 172
Épisiotomie et compagnie 175
L'accouchement d'un enfant mort ou la mort d'un enfant immédiatement après la naissance 178

Le post-partum en guise de post-scriptum 181

Il y a toujours des nuisibles à fuir 182

Quant à votre corps, c'est encore une autre histoire, une vaste histoire ! 183
La consultation post-natale 183
Post-partum et réseaux sociaux aidants et destructeurs 184

Matrescence, baby-blues et post-partum 186

La charge mentale 188

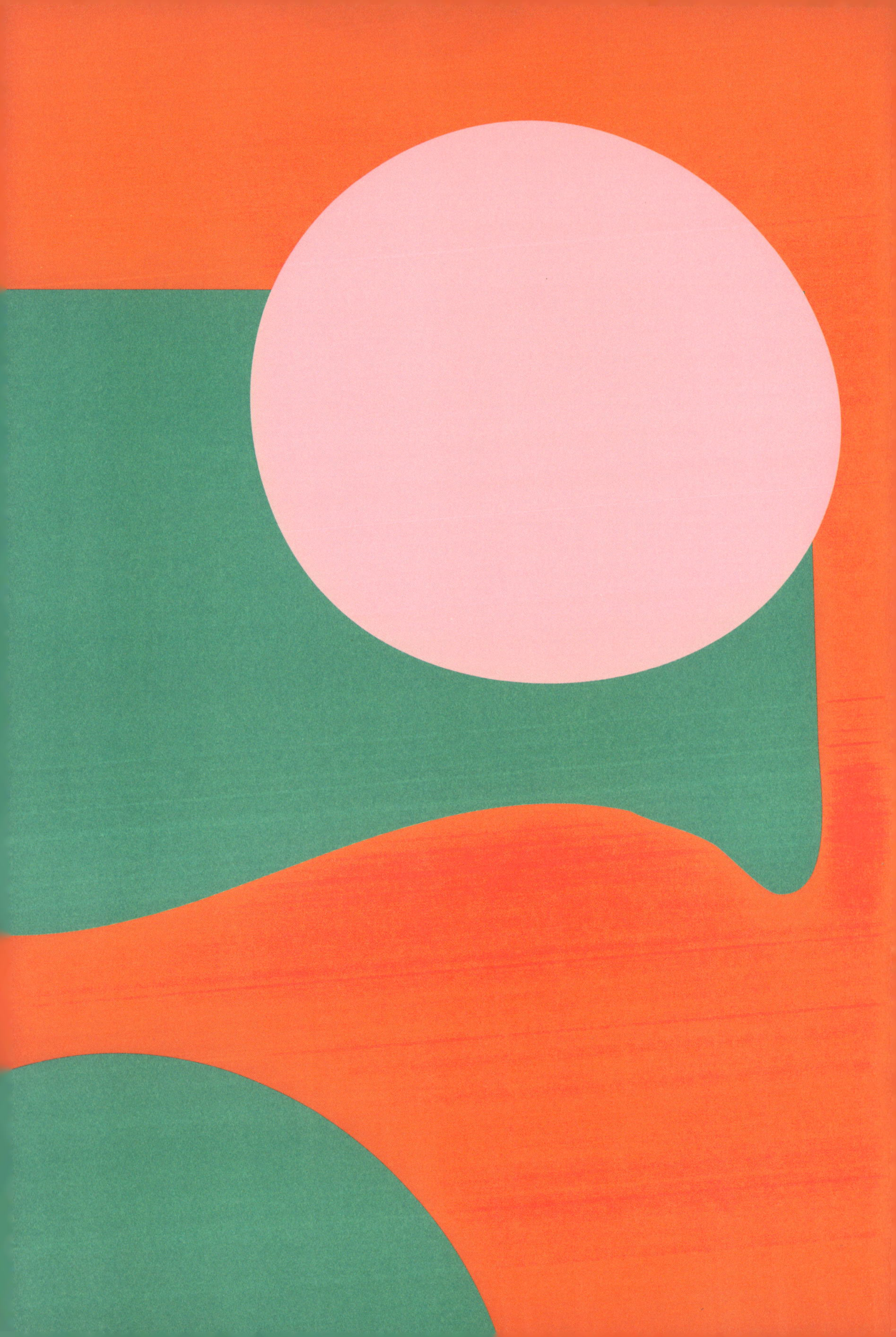

AVANT-PROPOS

Les droits d'auteur de ce livre sont reversés à l'antenne charentaise de l'association « Femmes solidaires ».

« Femmes solidaires » s'engage pour faire reculer toute forme de discrimination et développer une éducation non sexiste et non violente.

Elle informe et sensibilise sur les droits des femmes afin de contribuer à l'évolution des mentalités vers une société libérée des rapports de domination.

L'association défend les valeurs fondamentales de laïcité, de mixité, d'égalité pour les droits des femmes, de paix et de liberté.

Forte d'un réseau de 190 antennes locales réparties sur toute la France et dans les DOM-TOM, l'association s'adresse à toutes les femmes qui veulent défendre leurs droits et leur liberté en leur permettant de devenir actrices et d'oser prendre la parole à l'occasion d'actions locales, de rencontres, de sorties culturelles...

L'association anime des permanences d'écoute pour conseiller, orienter et accompagner les femmes dans leurs démarches. Elle intervient dans le monde éducatif.

Elle se porte partie civile dans les procès relatifs aux violences faites aux femmes.

« Femmes solidaires » engage de nombreuses campagnes internationales sur la situation des femmes dans le cadre de solidarités réciproques : lorsque les droits des femmes progressent dans un pays, cela encourage les autres femmes du monde à continuer leur lutte.

L'association bénéficie d'un statut consultatif aux Nations Unies et est affiliée au Comité interafricain.

Femmes solidaires

INTRODUCTION

Depuis longtemps, écrire le fond de ma pensée sur la maternité et plus particulièrement sur la grossesse me démangeait.

Toutes ces patientes hyperstressées et culpabilisées qui ont croisé mon chemin de gynécologue-obstétricien m'ont inspirée.
Toutes ces femmes enceintes extraordinaires qui ont donné naissance à des enfants extraordinaires m'ont nourrie.

Mes propres expériences de la grossesse, celles de ma sœur, de mes amies et de mes patientes, m'ont permis de bouillonner d'anecdotes… J'ai rencontré des femmes enceintes : des superwomen qui ne s'arrêtent jamais ou, au contraire, celles qu'on cloue au lit, des maigres, des obèses, celles qui les portent « haut » ou « bas », des ventres trop durs ou trop mous…

De la détermination du sexe fœtal par le pendule dans un dîner entre amis à l'angoisse de la trisomie 21, dépistage pour lequel les recommandations actuelles imposent de faire signer à la future maman autant de papiers que pour acheter une maison, la grossesse peut vraiment prendre mille et une formes !

Bientôt, on verra des couples en train de s'accoupler sur Instagram puis poster, quelques semaines plus tard, la photo du test de grossesse sur Facebook. On peut déjà trouver un tweet de nos meilleurs amis virtuels pour nous féliciter de l'heureux évènement ! On expose aujourd'hui « à tout-va » la maternité et son épanouissement, mais aussi des photos « choc » avec le hashtag « post-partum ».

Parfois, je voudrais sortir du « médical » dans l'intimité de la consultation pour dire aux femmes :
– « Mais bon sang ! Mais RESPIREZ ! Reprenez votre liberté ! »
– « N'autorisez pas que l'on vous touche le ventre si vous ne le souhaitez pas,

vous êtes enceinte et vous n'appartenez pas pour autant au monde entier que vous croisez. »
– « Préservez-vous ! Fuyez les nuisibles de la grossesse : votre copine qui a vécu son accouchement comme le pire jour de sa vie, votre belle-mère qui est moitié doula, moitié docteur, mais surtout hyper-envahissante, votre esthéticienne qui vous déconseille la maternité que vous avez choisie parce que sa belle-sœur a trouvé que le matelas y était trop dur ! »

La société évolue et l'accouchement est désormais synonyme de « violence ». Ce mot que je ne supporte plus tant on nous l'attribue... À nous... Les obstétriciens... La profession qui prend cher à l'heure où elle s'épuise.

L'accouchement est une rencontre humaine parfois décevante. Le comportement inadapté de certains professionnels (sages-femmes, gynécologues obstétriciens) a été généralisé à toute une profession.

La confiance des patientes envers leur médecin est abîmée, mais l'inverse également. Combien de fois, nous surprenons-nous, nous médecins, à raisonner en pensant à la manière dont on devra se justifier devant un expert ou un juge !

Certaines patientes vont sur Internet pour connaître les réponses à leurs questions plutôt que de parler à leur médecin. D'autres testent la fiabilité de leur médecin ou de leur sage-femme en vérifiant les informations sur des sites non validés, erronés, qui aggravent la perte de crédibilité des professionnels de santé et altèrent la relation de confiance.

Dans ce livre, on proposera des informations sur le déroulement de la grossesse et son suivi, des conseils pour garder confiance en soi et gagner la confiance des autres. Les informations sont complétées par des liens Internet pour mieux s'informer sur la grossesse, mais également pour découvrir des blogueuses inspirantes qui racontent leur histoire, parfois très douloureuse, avec courage et bienveillance.

Heureuses les paroles libérées des femmes enceintes et des professionnels de la maternité qui permettront plus de sérénité !

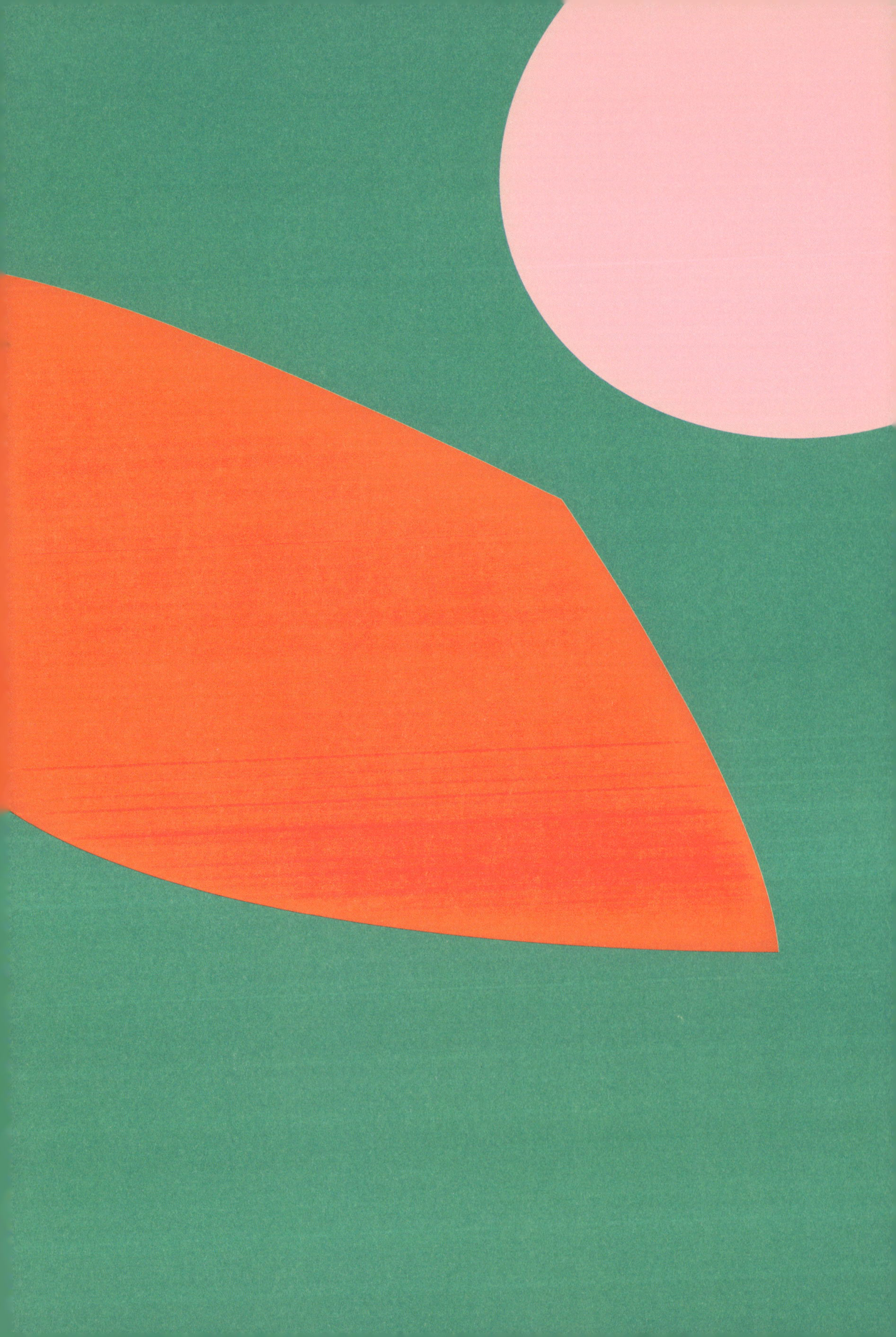

AU COMMENCEMENT, IL Y A...

Tout commence par un premier symptôme qui vous met la puce à l'oreille : le retard de règles. Mais il peut s'agir aussi d'autres symptômes : nausées, vomissements ou encore mastodynies (douleurs mammaires). Quel que soit le truc qui ne tourne pas rond, il va falloir en avoir le cœur net : suis-je enceinte ou non ?

LA CONSULTATION AVANT LE PROJET « BÉBÉ »

Il est bien dans l'air du temps de tout planifier, chronométrer, maîtriser... En ce qui concerne le projet de grossesse et si vous êtes suivie régulièrement pour des problèmes médicaux, il est indispensable de rencontrer un médecin avant d'être enceinte. Certaines pathologies, comme le diabète, l'épilepsie, ou la dépression, nécessitent des ajustements thérapeutiques avant une éventuelle grossesse.

Pour les patientes qui sont en bonne santé avant d'être enceintes, une consultation peut être utile mais, cela dit, n'est pas indispensable. Cette consultation permet de vérifier le statut vaccinal (concernant la rubéole, notamment), de prescrire des analyses biologiques pour vérifier l'immunité (contre la toxoplasmose, entre autres) et de donner quelques messages de prévention. Ces messages de prévention pour la future femme enceinte sont des vérités générales : alimentation équilibrée, sevrage tabagique et alcoolique, activité physique régulière. Idéalement, ces « bonnes habitudes » sont à adopter avant la grossesse et tout au long de la vie. Pour les patientes qui ont un traitement médicamenteux en cours, celui-ci sera réévalué en tenant compte du projet d'enfant.

« Pour toute patiente ayant un projet de grossesse, une prescription d'acide folique sera faite. »

Pour toute patiente ayant un projet de grossesse, une prescription d'acide folique sera faite. Il correspond à une supplémentation actuellement recommandée. En effet, la plupart des Européennes sont carencées en acide folique ou folates (contenus principalement dans les légumes verts, avis aux amatrices !). La carence en acide folique favoriserait des anomalies dans le développement embryonnaire du canal rachidien (colonne vertébrale). Mesdames, Mesdemoiselles les championnes de la culpabilité avant l'heure, ne pas faire cette consultation anciennement appelée « prénuptiale » n'est pas un crime de lèse-majesté ! Vous n'aurez qu'à manger 1 kg 500 de haricots verts et jeter votre paquet de clopes en lisant ces quelques lignes.

ÇA Y EST, JE SUIS ENCEINTE !

Le test urinaire : deux « barres », l'affaire est dans le sac !

La confirmation de votre grossesse est bien la seule nouvelle de la plus haute importance que vous recevrez dans les toilettes, lieu du sacre !

S'il y a deux barres qui s'affichent, le test est positif. C'est un test de « migration », c'est-à-dire une sorte de papier buvard. Il faut respecter le délai de lecture du test et ne pas l'oublier sur le coin de l'évier, car sa lecture hors délai n'est pas fiable.

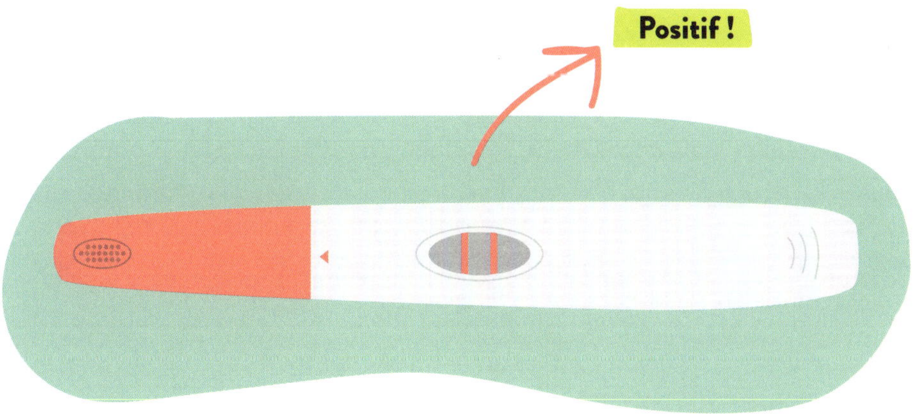

Le résultat peut être exprimé de manière qualitative (il est positif ou négatif) ou quantitative (un résultat chiffré). Les chiffres sont très variables pour un même terme. Attention donc à ne pas comparer votre test avec celui de la voisine !

Il n'y a pas de test à préférer. Gardez simplement en tête qu'un faible pourcentage de tests urinaires donne de faux résultats (appelés faux négatifs ou faux positifs).

Les tests, sanguins ou urinaires, peuvent donner une date approximative de grossesse. Cependant, il vaut mieux se rappeler la date du premier jour des dernières règles, qui est plus fiable. En aucun cas, le test sanguin ou le test urinaire ne donnent précisément la date de début de grossesse.

OYÉ ! OYÉ ! J'ANNONCE MA GROSSESSE

L'annonce de la grossesse vous appartient : « Je l'annonce à qui je veux quand je veux. Nous l'annonçons à qui nous voulons quand nous le voulons. »

Pour certaines, c'est l'extase ! On a toutes lu ou entendu : « OHHHHH quellllle immmmennnnse joiiiiiie a envahiiiiii mon âme et mon corps quand j'ai appris que j'étais enceinte ! » Très bien, on est très contents pour vous ! Toutefois, pour celles qui n'auraient pas immédiatement ce sentiment d'exaltation, rassurez-vous, il n'y a pas lieu de culpabiliser. Nombre de femmes ont un sentiment partagé quand elles découvrent leur grossesse, même si celle-ci est désirée : « Est-ce vraiment le meilleur moment ? N'est-ce pas trop tôt ? J'ai peur de ne pas pouvoir tout assumer physiquement, psychologiquement, matériellement ou financièrement. »

Il est évident que ces sentiments ne sont pas les premiers que l'on a envie d'étaler sur la place publique !
Que faire alors ?

L'annoncer vite, très vite ?

Les réseaux sociaux, les publications en temps réel, la photo du test sur « Insta », la géolocalisation « Je suis dans mes toilettes » sur Facebook : tout cela a-t-il du sens ? Peut-être vaut-il mieux prendre le temps d'accepter, de savourer seule, et en couple, cette nouvelle des plus intimes. Je vous invite à réfléchir au sens de celle-ci. Il n'est peut-être pas nécessaire de l'annoncer immédiatement à la terre entière.

Le cacher longtemps, très longtemps ?

Attendre « les trois mois », cela signifie attendre la première échographie, attendre de savoir si « tout va bien ». Trois mois de secrets où la future maman se sent fatiguée, mais ne doit pas le montrer, va vomir en cachette, doit se justifier de ne pas boire un verre d'alcool, mais aussi trois mois pour inventer un tissu de mensonges afin de cacher la nouvelle « au cas où » le petit œuf se casserait.

Alors chacune choisira, car il n'y a pas de date recommandée. Il y a le moment que vous choisirez pour en parler. Il est important de se dire aussi que si fausse couche il y a (et cela concerne 20 % des grossesses débutantes), le soutien de l'entourage est important. Il n'y a pas de honte à faire une fausse couche, c'est un évènement non maîtrisable et aléatoire de la vie. Pourtant, la société renforce la douleur et la culpabilité liées à la fausse couche en faisant en sorte qu'« on n'en parle pas avant trois mois ». Or, et c'est une vérité générale, si on en parle… ça fait moins mal !

« Chacune choisira, car il n'y a pas de date recommandée. Il y a le moment que vous choisirez pour en parler. »

LA FAUSSE COUCHE SPONTANÉE PRÉCOCE

Il s'agit d'un évènement médical banal dont la prise en charge est bien codifiée en fonction du terme de la grossesse. Elle peut se faire naturellement et se manifester par des saignements et l'expulsion de l'œuf (parfois identifiable dans le saignement comme une structure un peu gluante et translucide comparable à du blanc d'œuf). Cet évènement peut être bouleversant. Certaines femmes le vivent comme une sélection naturelle et se projettent rapidement vers une nouvelle grossesse. D'autres, au contraire, le vivent comme un échec personnel. Bien sûr, le vécu de cette grossesse perdue est lié au contexte de sa survenue : première ou énième grossesse, âge, désir de grossesse ou grossesse surprise...

Le diagnostic de fausse couche peut aussi être fait à partir d'une échographie programmée alors qu'aucun symptôme n'a été rapporté. Si la fausse couche ne se déclare pas naturellement, le diagnostic d'une grossesse arrêtée peut nécessiter une prise en charge médicale spécifique, médicamenteuse ou chirurgicale. Elle sera expliquée par le professionnel qui fera le diagnostic de grossesse arrêtée. Dans la plupart des cas, vous pouvez choisir de bénéficier d'un traitement médical ou chirurgical (anciennement appelé curetage). Le médecin qui vous informe peut être amené à vous conseiller l'une ou l'autre méthode en fonction du terme de la grossesse et de vos antécédents. Chaque cas est particulier.

Si une méthode « médicamenteuse » est retenue, elle nécessitera une prescription systématique de médicaments antidouleur (antalgiques), à prendre au cours du déclenchement de la fausse couche, et un rendez-vous qui permettra d'évaluer l'efficacité du traitement. La douleur liée au déclenchement de l'expulsion d'une fausse couche est difficile à prévoir et dépend également du contexte de survenue de celle-ci, de l'information qu'on a reçue à ce sujet, du soutien de l'entourage et de la peine que l'on ressent.

La méthode chirurgicale, quant à elle, nécessitera l'organisation d'une hospitalisation courte (dite « ambulatoire », c'est-à-dire sur une journée ou quelques heures) avec une anesthésie générale ou locale.

La prise en charge d'une fausse couche spontanée est le motif principal de consultation aux urgences gynécologiques.

Certaines femmes sont très affectées psychologiquement par la perte, même très précoce, d'une grossesse. Cette détresse psychologique, exprimée ou non, se heurte parfois à un manque d'empathie (réel ou ressenti) des professionnels. Quel que soit votre sentiment autour de cette grossesse perdue, gardez espoir et prenez le temps qu'il vous faut pour vous remettre en selle. On sait que l'accueil, l'empathie et la qualité de la prise en charge d'une grossesse arrêtée ou de n'importe quel pépin médical améliorent leur vécu et participe à la « rémission », au « rétablissement ». Malheureusement, tous les professionnels de santé ne sont pas au courant ou bien n'ont ni la disponibilité ni l'énergie nécessaires pour donner le meilleur d'eux-mêmes... Je dirais qu'il n'y a pas de « mauvaises » personnes, mais des « mauvaises » situations qui font que, parfois, l'humanité d'une rencontre est bousculée.

Je vous conseille d'écouter, au sujet des fausses couches, l'épisode 4 de Bliss-Stories, « Flore et les fausses couches ».

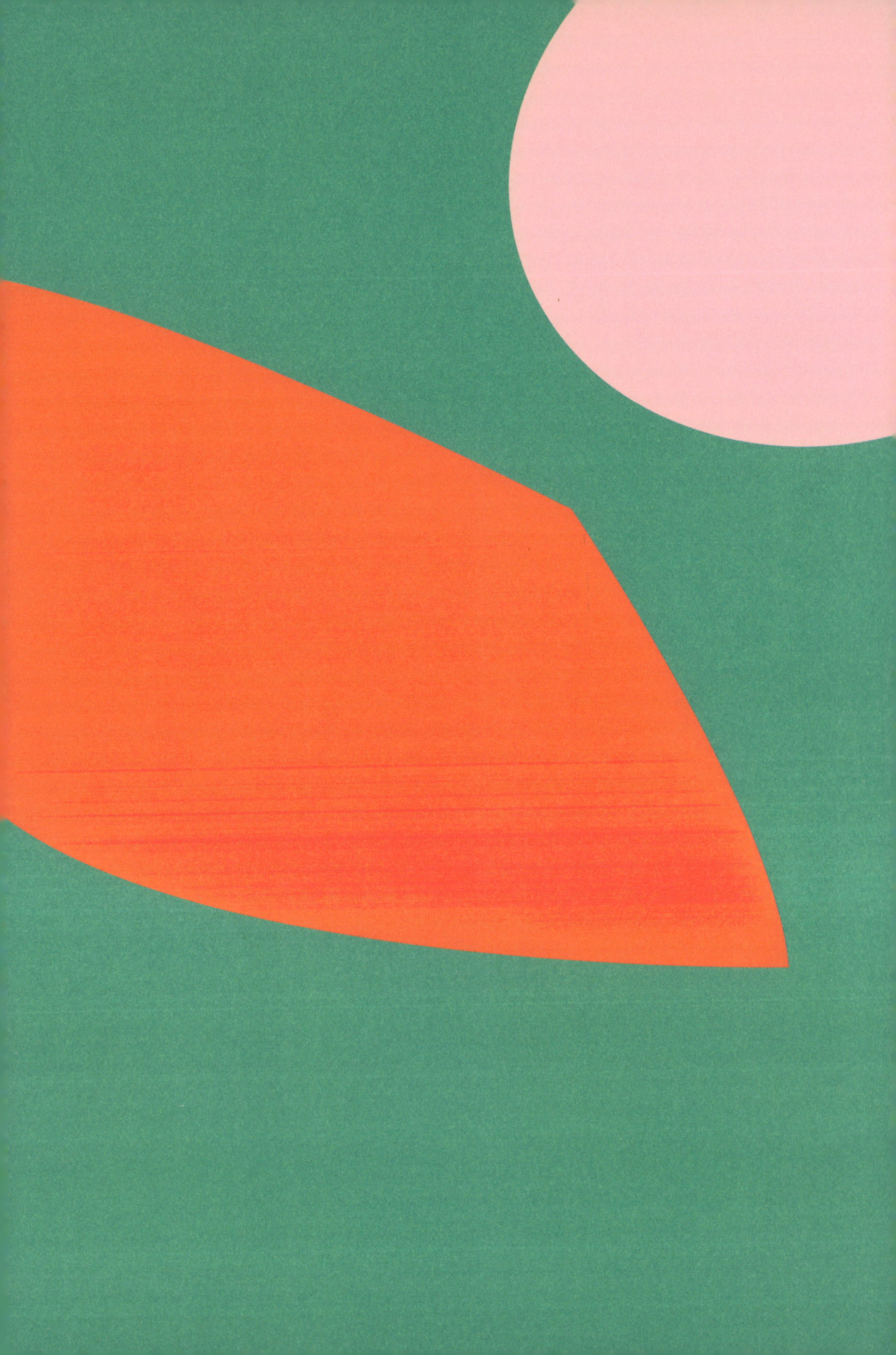

ET MAINTENANT, QUE VAIS-JE FAIRE ? QUE SERA MA VIE ?

En général, le test de grossesse s'effectue au cours du premier ou du deuxième mois de grossesse. Si vous êtes seulement passée par le test urinaire du commerce, il est nécessaire de prendre rendez-vous avec une sage-femme, votre médecin traitant ou votre gynécologue dès que celui-ci est positif.

La Haute Autorité de santé (HAS) a émis des recommandations autour du suivi et de l'orientation des femmes enceintes en fonction des situations à risque identifiées en 2016. Le professionnel que vous allez rencontrer connaît ces recommandations et va vous orienter vers le suivi le plus adapté à votre situation médicale. Ce suivi pourra être réadapté en cours de grossesse en fonction des évènements qui l'étayeront.

ALERTE ROUGE : LES CONSOMMATIONS À RISQUE

Si vous fumez, si vous buvez régulièrement ou occasionnellement de l'alcool, si vous consommez du cannabis ou toute autre drogue, il est indispensable d'en parler à un médecin ou une sage-femme.

Le tabac

Certaines femmes arrivent très facilement à arrêter toute intoxication tabagique. Ce n'est malheureusement pas le cas pour toutes.

Si l'arrêt du tabac n'a pas été anticipé avant la grossesse, faites-en votre cheval de bataille une fois celle-ci confirmée !

« Si l'arrêt du tabac n'a pas été anticipé avant la grossesse, faites-en votre cheval de bataille une fois celle-ci confirmée ! »

En effet, certaines complications surviennent plus souvent chez les femmes enceintes fumeuses : menace d'accouchement prématuré, rupture prématurée de la poche des eaux ou retard de croissance du fœtus.

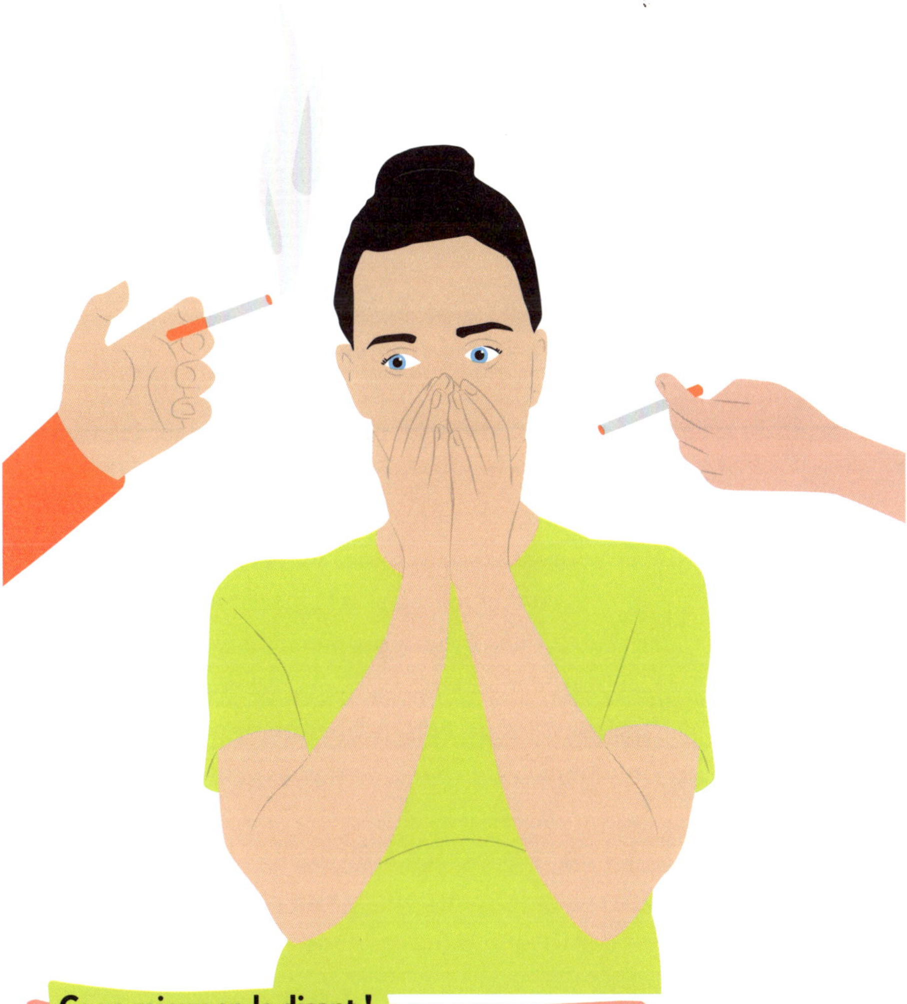

Ça va mieux en le disant !

– Ne pas se laisser culpabiliser par l'entourage et consulter un professionnel.
– Ne pas se laisser enfumer par l'entourage.

Le conjoint, et toute autre personne vivant sous le même toit, ont un rôle clé à jouer. S'ils sont fumeurs, la femme enceinte déterminée au sevrage tabagique doit imposer les règles suivantes :

Ne pas se laisser culpabiliser par l'entourage.
Ne pas se laisser enfumer par l'entourage.

La pire situation, c'est cette culpabilité de fumer qui génère un stress et qui donne encore plus envie de fumer !
Il faut savoir se féliciter de chaque cigarette non fumée !
Et le conjoint arrêtera peut-être aussi de fumer !

Que l'arrêt du tabac soit facile ou difficile, il faut se faire aider (seule ou à deux) par un addictologue ou un tabacologue. Vous pouvez aussi essayer l'hypnose ou l'acupuncture. Toutes ces démarches peuvent se faire en couple.

« Que l'arrêt du tabac soit facile ou difficile, il faut se faire aider (seule ou à deux) par un addictologue ou un tabacologue. »

Et pourquoi ne pas parler du sevrage tabagique à un professionnel même si cela a été facile ? En effet, le tabac est une drogue qui génère des tentations fortes et possiblement des rechutes. Les conseils d'un « pro » permettent de les anticiper et de savoir les gérer le moment venu. Tous ces moyens peuvent être associés à une substitution nicotinique (patchs et/ou gommes) qui est remboursée à 65 % par l'Assurance maladie depuis le 1er janvier 2019 si elle est prescrite par un professionnel de santé (médecin, sage-femme, dentiste). Le ticket modérateur peut être pris en charge par votre complémentaire santé.

L'usage du vapotage doit être réservé au seul sevrage tabagique, en seconde intention chez des personnes qui ont essayé d'arrêter avec d'autres moyens. Il est prouvé que le vapotage est moins nocif que la cigarette traditionnelle, mais votre objectif doit être un sevrage de toute forme de tabagisme.
Vous pouvez également télécharger l'application « Tabac info service » qui vous permettra de vous faire un « plan » stratégique de sevrage.

L'alcool

L'alcool est toxique pour le fœtus et notamment pour son cerveau en formation. Les conséquences sont irréversibles. Ce risque n'est dépendant ni de la quantité consommée ni de la fréquence et ne touche pas que les mères dépendantes. Dans ce contexte, on ne peut que conseiller une abstention complète dès le diagnostic de grossesse et une consultation spécialisée pour les femmes enceintes qui ont des difficultés s'en passer.

Le cannabis

Le cannabis passe la barrière du placenta et s'accumule chez le fœtus, notamment au niveau du cerveau. Il peut occasionner les mêmes risques que le tabac, mais aussi des risques comportementaux tardifs comme des difficultés d'attention, d'apprentissage ou de l'hyperactivité.

La prise de médicaments

Si vous n'avez pas eu l'occasion d'anticiper cette question avec votre médecin, vous devez rapidement consulter. En effet, l'embryogenèse, c'est-à-dire le développement de l'embryon, est en cours quand votre test de grossesse est positif. Certains médicaments altèrent l'embryogenèse et doivent être impérativement arrêtés ou substitués, c'est-à-dire remplacés.

> **« Certains médicaments altèrent l'embryogenèse et doivent être impérativement arrêtés ou substitués, c'est-à-dire remplacés. »**

Toutefois, ne vous fiez pas aux notices des médicaments. La plupart d'entre elles précisent en effet qu'ils sont contre-indiqués ou « à éviter » pendant la grossesse, et ce sans données scientifiques.

Les données concernant les médicaments et la grossesse sont régulièrement actualisées par une équipe française de l'hôpital Trousseau, à Paris, et mises en ligne sur le site du centre de référence des agents tératogènes, le CRAT. Votre médecin peut le consulter pour connaître les dernières informations en matière de risques toxiques liés aux médicaments, mais aussi pour se renseigner sur divers types d'expositions au cours de la grossesse : radiations, virus, expositions professionnelles et environnementales. Ce site répertorie aussi les mêmes risques en cours d'allaitement ainsi que les répercussions d'une exposition paternelle à ceux-ci sur une future grossesse.

QUELQUES SITUATIONS MÉDICALES FRÉQUENTES

Anti-douleurs : beaucoup de femmes prennent des anti-inflammatoires pour la migraine type Nurofen, Kétoprofène... Ces médicaments sont très efficaces sur la douleur. Toutefois, ils sont contre-indiqués pendant la grossesse. Pour soulager les maux de tête et tout type de douleur chez la femme enceinte, il faut prendre du paracétamol en première intention. D'autres médicaments antidouleur peuvent être prescrits si le paracétamol est insuffisant.

Thyroïde : il s'agit souvent d'« insuffisance thyroïdienne » appelée « hypothyroïdie » ou, plus rarement, « hyperthyroïdie ». La thyroïde est une glande située en avant de la trachée. Certains médicaments indispensables à la santé de la mère doivent être poursuivis au cours de la grossesse. Par exemple, beaucoup de femmes prennent une hormone thyroïdienne. En cas d'hypothyroïdie, ce médicament ne doit pas être arrêté en cas de grossesse. Il doit même être souvent augmenté au cours de cette période.

Dépression/troubles de l'humeur : les femmes traitées par un médicament antidépresseur doivent également poursuivre leur traitement jusqu'à son évaluation par un professionnel qui tient compte de la grossesse. Son arrêt brutal peut mettre la patiente dans une situation psychologique difficile. L'évaluation de la poursuite ou de la modification de ce traitement doit être médicale.

L'épilepsie : dans les épilepsies traitées, certaines prescriptions peuvent être poursuivies, tandis que d'autres doivent être remplacées, comme la Dépakine. La supplémentation en acide folique dans cette pathologie est augmentée de 0,4 à 5 mg par jour, en concertation avec le médecin et le neurologue qui vous suit.

Toute situation pathologique qui relève d'un suivi médical en dehors de la grossesse, que ce suivi médical entraîne ou non des prescriptions médicamenteuses, doit être réévaluée en tenant compte de la grossesse.

C'EST PAS LA FAIM DES HARICOTS !

La question de l'alimentation et de la prise de poids est une question qui a son importance. Il y a des précautions à prendre sans pour autant devenir « zinzin » et considérer tout aliment comme un ennemi ! Le message général n'est pas propre à la grossesse : « manger équilibré » est d'actualité tout au long de la vie !

Les apports recommandés : manger un peu, beaucoup, à la folie ?

Au risque de vous décevoir, les besoins énergétiques pendant la grossesse ne sont pas supérieurs à ceux des autres femmes au premier trimestre et augmentent très peu au deuxième et troisième trimestres (+ 350 à 450 kcal/jour).

La prise de poids est une préoccupation pour beaucoup de femmes. En réalité, un kilogramme par mois n'est ni une vérité ni une recommandation.
La prise de poids optimale dépend de l'indice de masse corporelle (IMC) avant d'être enceinte. L'IMC, c'est le rapport de la taille sur le poids au carré. Plus celui-ci est faible (femme mince), plus la prise de poids peut être importante. À l'inverse, une femme en surpoids devrait prendre peu ou pas de poids. Dans certains cas, des femmes en surpoids ou obèses appliquant les recommandations diététiques perdent du poids sans mettre leur bébé en danger, bien au contraire !

« Il est important d'aborder le sujet de la prise de poids avec le professionnel de santé qui vous suit dès le début de la grossesse. »

Exemples : pour une femme de 48 kg pour 1,60 m (IMC 18,8), la prise de poids recommandée est située entre 12 et 18 kg. Pour une femme de 80 kg pour 1,70 m (IMC 27,7), la prise de poids recommandée est située entre 7 et 11 kg.
Il est important d'aborder le sujet de la prise de poids avec le professionnel de santé qui vous suit dès le début de la grossesse. Le poids est un élément de surveillance de la grossesse qui est vérifié à chaque consultation.

Il y aura toujours une personne de votre entourage ou un(e) parfait(e) inconnu(e) pour faire un commentaire sur le sujet, surtout si vous êtes mince : « Tu n'as pas pris assez ! », « Tu vas avoir un petit bébé ! », « Tu le portes trop haut ! », « Tu le portes trop bas ! », « Il va être trop gros ! » ou « Tu devrais manger plus ! », « Tu devrais manger moins ! ». Ces réflexions sont fréquentes, pénibles, inutiles... Comme vous n'y couperez pas, préparez-vous à les entendre et à prendre de la distance par rapport à ce genre de commentaire. Il s'agit, à mon sens, de faire comprendre que chacun peut se mêler de ce qui le regarde.

Certaines femmes angoissent aussi avant la troisième échographie (celle dite de « croissance »), car tout leur entourage a fait des paris sur le poids du petit ! Ou comment transformer une femme enceinte en bourriche !

Ces commentaires n'ont pas lieu d'être, mais on ne peut pas les maîtriser. Il faut avoir une bonne dose de confiance en soi pour affronter ce genre de jugement. Sur ce sujet, comme sur tant d'autres concernant la grossesse, il faut que la femme enceinte prenne son indépendance, préserve son identité de femme et de future mère. Aussi, ne vous laissez pas envahir par les jugements de ceux qui pensent que la femme enceinte est vulnérable et dépendante parce qu'elle est enceinte, justement.

Et tu prends des vitamines ? Non, des graines !

Il n'y a pas lieu de prendre des compléments alimentaires pendant la grossesse à part l'acide folique au premier trimestre (en général, jusqu'à l'échographie de 12 SA), qui est le seul recommandé. Une alimentation équilibrée suffit à apporter les vitamines et oligoéléments nécessaires pour la croissance fœtale et pour votre bonne forme.

Il y a malgré tout quelques situations particulières.

La carence en fer

Elle est très fréquente ! C'est le dosage de la ferritine (réserve en fer) qui s'effondre en premier, avant de constater une baisse de l'hémoglobine. Pour bien comprendre, dites-vous que le fer, c'est le gasoil des globules rouges et donc de l'hémoglobine. Quand l'hémoglobine baisse, on parle alors d'anémie. Pendant la grossesse, votre corps consomme beaucoup de fer, donc il faut que votre alimentation en soit riche. Inutile de vous précipiter chez votre boucher pour acheter du boudin ou de vous transformer en Popeye après avoir dévalisé votre meilleur maraîcher de tous ses épinards. Vous trouverez du fer dans d'autres aliments comme les oléagineux (lentilles et Cie), le pain complet et les céréales, notamment. Si ce n'est pas suffisant, votre médecin ou votre sage-femme vous prescrira une supplémentation en fer sous forme de comprimés à prendre tous les jours. Ils sont régulièrement mal tolérés d'un point de vue digestif. Pour limiter les effets du type accélération du transit ou, à l'inverse, ballonnements et constipation, il faut débuter le traitement un jour sur deux pendant une à deux semaines puis le prendre tous les jours. Si malgré cela, vous avez des troubles digestifs, il faut en parler à votre médecin afin qu'il modifie le traitement. Quand les traitements en comprimés sont mal tolérés, une perfusion de fer peut être envisagée.

« Pendant la grossesse, votre corps consomme beaucoup de fer, donc il faut que votre alimentation en soit riche. »

Le traitement de cette carence est indispensable, car elle expose à une fatigue chronique, et parfois une sensation d'essoufflement au moindre effort. Si l'anémie est profonde ou précipitée par une hémorragie dans un corps sans réserve, elle peut nécessiter une transfusion lors de l'accouchement.

Les carences globales

Certaines femmes, dans des situations médicales particulières, relèvent de supplémentations indispensables et ciblées. Voici quelques exemples qui les nécessitent :

« Certaines femmes, dans des situations médicales particulières, relèvent de supplémentations indispensables et ciblées. »

- Les femmes migrantes ou en situation de précarité majeure qui ne mangent pas à leur faim, ou qui subissent de tels bouleversements dans leurs habitudes alimentaires qu'elles ne parviennent plus à s'alimenter de manière équilibrée. Elles auraient un réel bénéfice à des prescriptions de polyvitamines. Malheureusement, celles-ci ne sont pas remboursées et ne sont absolument pas accessibles au porte-monnaie de ces femmes.

- Les femmes qui vomissent tellement au premier trimestre qu'elles perdent plus de 10 % de leur poids.

- Les femmes qui ont des maladies inflammatoires chroniques de l'intestin avec des troubles de l'absorption, souvent dans un contexte de diarrhée chronique.

- Les femmes qui ont un antécédent de chirurgie bariatrique. Il s'agit d'une chirurgie de l'obésité en vue d'un amaigrissement. Ces femmes sont en général bien informées à ce sujet et prennent également des supplémentations en dehors de la grossesse qu'il faut alors adapter.

- Certaines femmes végétariennes ou végétaliennes, suivant des régimes poussés à l'extrême, peuvent avoir de vraies carences nuisibles pour elles et pour le développement du fœtus… En général, cela peut être mis en évidence dès la première prise de sang de la grossesse ou recherché en cas de retard de croissance chez le fœtus.

En résumé, si vous n'êtes pas dans une situation particulière : mangez équilibré et évitez de grignoter.

Dans mon assiette

Les femmes enceintes ont régulièrement des « fringales » qui incitent au grignotage. Comment lutter ? Faites des collations ! Les collations, c'est comme le grignotage, mais c'est prévu, et validé diététiquement !
Voici un exemple de journée « type » :

- **Petit-déjeuner** : manger dès le lever évite les nausées matinales, souvent liées à un estomac vide ! Évitez les jus de fruits industriels, riches en sucres et qui donnent des aigreurs d'estomac, surtout le jus d'orange. Préférez donc un fruit frais. Hydratez-vous avec votre boisson préférée et si c'est un café, ce sera le seul de la journée, car il faut limiter les apports de caféine pendant la grossesse. Évitez les chocolats chauds, trop riches en sucre. Si vous en raffolez, réservez-les aux petits dej exceptionnels de weekends. Mangez des tartines de pain (riches en fibres ou en céréales, pas de pain blanc) avec du beurre, du fromage (pasteurisé, of course !), du fromage blanc ou des céréales (attention, pas de céréales industrielles, bourrées de sucre, mais plutôt des assortiments de céréales des magasins bio). La confiture doit être un plaisir exceptionnel, car elle précipite la fringale et donc le grignotage. Ces conseils sont les grandes lignes à suivre pour le petit déjeuner.

Si vous n'arrivez pas à déjeuner le matin, levez-vous plus tôt pour laisser la faim venir avant que la journée commence.
Celles qui ont l'habitude d'un chocolat chaud et de pain dégoulinant de pâte à tartiner me maudiront. Celles qui ont du mal à se lever le matin et partent en courant avec deux cafés dans le cornet me haïront également. Mais c'est pour votre bien, les filles (et là, ce bouquin est jeté par la fenêtre !).

Fini le grignotage, vive les collations !

Finalement, peu de choses diffèrent des habitudes que l'on devrait tous adopter en dehors de la grossesse… à savoir, manger équilibré !

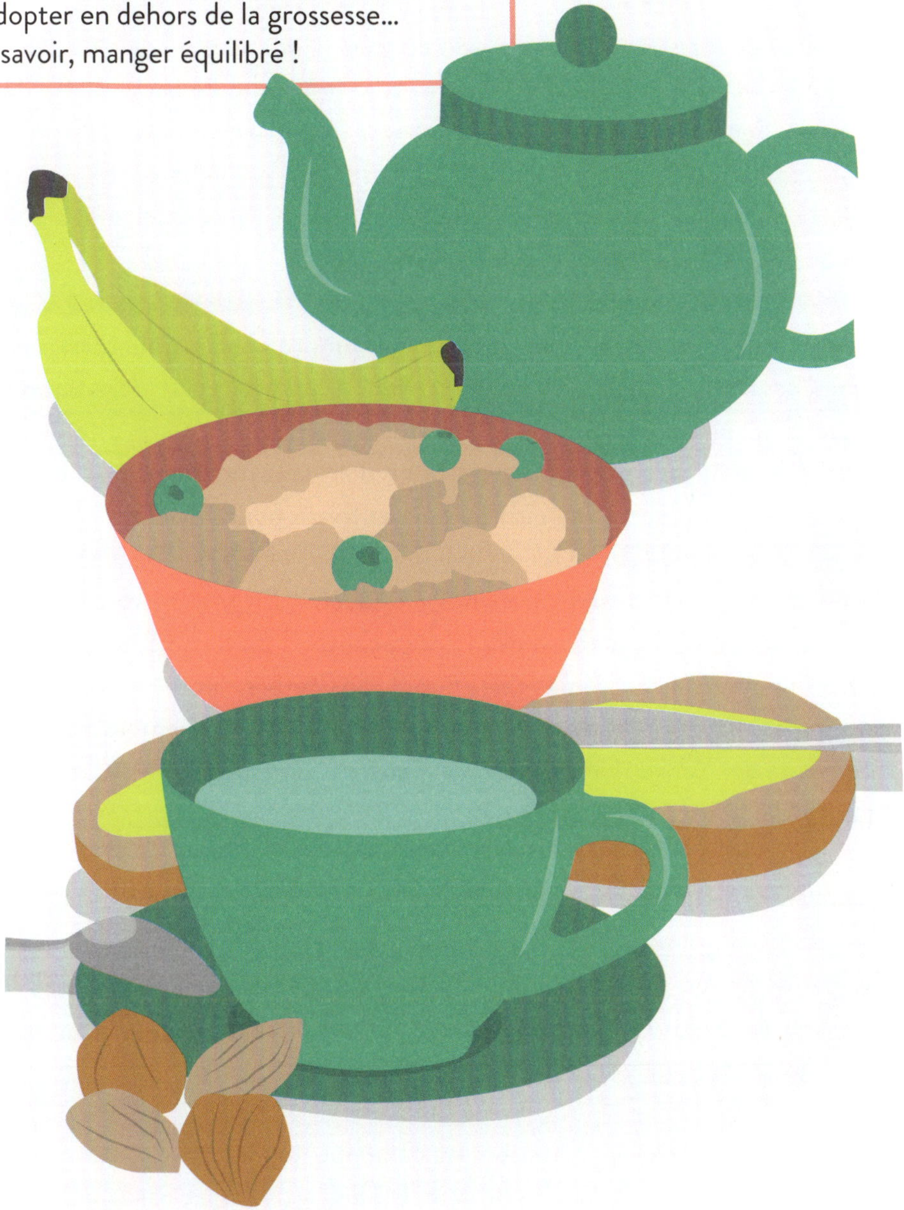

Il est maintenant l'heure d'aller courir 15 km et de faire 20 pompes (c'est une blague !!).

- **En milieu de matinée :** prévoyez une poignée d'amandes ou de noisettes. Agréables et bonnes pour tout, elles éviteront le coup de barre de fin de matinée. Pensez également à vous hydrater (une tisane dans un thermos pour toute la journée pour celles qui ne ressentent pas le besoin de boire ; celles à l'hibiscus sont mes préférées et sont aussi bonnes chaudes que froides).

- **À midi :** régalez-vous d'un plat complet qui comprend idéalement des protéines, des féculents et des légumes. Prenez une ration de pain. Je vois venir la question : une ration de pain, c'est combien environ ? Aucun intérêt de donner le poids du pain autorisé ici. Si on doit vous rationner, une diététicienne vous indiquera le poids du pain autorisé pour vos repas. Si vous n'avez pas besoin de suivre un régime particulier, une ration de pain, c'est un bout de baguette ou deux tranches, à la louche ! En gros, ne vous enfilez pas la moitié de la baguette après l'avoir achetée ! En dessert, un produit laitier (pour rappel, les crèmes dessert sont considérées comme des produits laitiers par les personnes de mauvaise foi !) et un fruit, par exemple. Faisons preuve de bon sens : si votre fruit du matin est une banane, n'en engloutissez pas une seconde au déjeuner !

- **La collation de 16 heures ou le goûter :** prenez par exemple un produit laitier avec des graines. Non, vous n'êtes pas une poule, mais ajouter des graines de lin, de sésame blond, et même des graines de courge dans un fromage blanc nature, agrémenté d'une pomme coupée en quartiers, c'est délicieux, diététique et complètement autorisé !!!

- **Le dîner :** il doit être léger, consommé de bonne heure, car vous aurez très vite une envie irrépressible de dormir !! Il doit être léger, car la vidange gastrique est plus lente pendant la grossesse et la position allongée favorise le reflux.

En hiver, privilégiez les potages de légumes et les produits laitiers nature. En été, les salades de saison et les produits laitiers. La salade périgourdine aux gésiers confits et au foie gras n'a pas sa place ici, vous l'aurez compris.

Mes poulettes, encore un mot sur les graines : je vous conseille de vous précipiter dans votre magasin bio favori avec les contenants de votre choix (pots de confiture ou de miel vides, sachets de toutes sortes) pour vous faire une réserve de graines (lin, chanvre, courges, sésame et Cie) à ajouter partout : soupes, fromage blanc, salades, etc. Elles favorisent la sensation de satiété, le goût et le transit ; elles sont riches en fer et en oligoéléments.

PS : Et ne vous levez pas la nuit pour manger, mais seulement pour faire pipi !

Les précautions à prendre autour de la table

L'assiette de la femme enceinte est regardée à la loupe : « Tu ne devrais pas manger ça ! », « Tu es sûre que tu peux manger ça ? ». Chacun y va de son petit conseil ou de son traité de sciences culpabilisantes... Encore une fois, fuyez les nuisibles et les anxiogènes ! Finalement, peu de choses diffèrent des habitudes que l'on devrait tous adopter en dehors de la grossesse...

« Peu de choses diffèrent des habitudes que l'on devrait tous adopter en dehors de la grossesse... »

En effet, laver le frigo n'est pas une tâche à effectuer uniquement pendant la grossesse. Bien laver les fruits et légumes non plus. Si l'on ajoute à cela de ne pas lécher la cuillère de l'aîné ni boire dans le verre du petit dernier pour se prémunir du cytomégalovirus (CMV), tout est dit ! Rien de plus, rien de moins. En adoptant ces quelques précautions élémentaires, vous serez au top de la prévention primaire autour de la table ! Alors, pas de quoi en faire tout un plat !

AUTOUR DES TABLES DE FÊTES

Le foie gras de tatie Monique à Noël, le pâté de Pâques de votre belle-mère, les huîtres du bassin d'Arcachon et j'en passe ! Votre bébé est l'excuse que vous n'avez jamais eue pour faire l'impasse sur ces produits ! Ne vous tirez pas une balle dans le pied en vous lamentant : « Ça me fait tellement envie et patati et patata… » Renoncez dignement et humblement et ne donnez pas l'occasion à ce sujet de s'incruster dans la conversation. Celle-ci finirait par vous couper l'appétit une fois que tout le monde aura donné son avis !

Les fêtes de fin d'année constituent aussi la période préférée des gastroentérites aiguës, mais ça… personne n'en parle autour de la table ! D'ailleurs, qui a pensé à se laver les mains avant de manger ? Peut-être la femme enceinte… Ce serait bien ! Tout le monde lui a rappelé qu'il fallait qu'elle fasse l'impasse sur le foie gras, mais tout le monde a serré la main de tout le monde et personne ne s'est lavé les mains. Dommage ! L'épidémie de Covid-19 a peut-être permis que ces précautions soient davantage appliquées. Mais seront-elles aussi vite oubliées ?

Petit conseil : les repas partagés devraient toujours être précédés d'un lavage de mains général… Si l'occasion se présente lors d'un repas en famille ou entre amis, suggérez le lavage de mains, sans discours ni émotions superflues. Simplement et fermement. Si vous êtes en présence d'hommes et de femmes de Cro-Magnon, incapables de comprendre la nécessité de ce geste simple, préservez-vous : ne vous servez pas dans un plat dans lequel chacun pioche à la main (bol de fruits secs, par exemple), faites-vous servir plutôt que de toucher vous-même les couverts de service, faites l'impasse sur les chips…

La toxoplasmose

Le joli nom scientifique du parasite en question est « toxoplasma gondii ». C'est une infection alimentaire pour laquelle il n'existe pas de vaccin. La France est un des pays d'Europe les plus vigilants en matière de prévention contre ce parasite. En effet, dans beaucoup de pays européens, il n'y a pas de dépistage systématique. La plupart du temps, la future maman qui s'infecte ne présente aucun signe, d'où la nécessité d'une surveillance biologique. En France, la sérologie de la toxoplasmose est prescrite lors de la première prise de sang. Si vous êtes immunisée (vous avez déjà été en contact avec le parasite et avez des anticorps détectables dans le sang), il faut une deuxième prise de sang pour le confirmer. Si vous n'êtes pas immunisée (vous n'avez donc pas d'anticorps), on vous prescrira une prise de sang mensuelle.

« En France, la sérologie de la toxoplasmose est prescrite lors de la première prise de sang. »

Les précautions à prendre si vous n'êtes pas immunisée sont simples à mettre en œuvre : manger la viande bien cuite et bien laver les fruits et légumes, surtout s'ils sont consommés crus. Si vous vous occupez de la litière du chat (entre nous, voilà une occasion toute trouvée pour déléguer cette corvée !), faites-le avec des gants et lavez-vous bien les mains après. Procédez à l'identique pour le jardinage : préférez repiquer vos plantes vertes avec des gants ! Cela dit, j'espère que celles qui sont immunisées ne vont pas manger les crottes de leur chat ou bien râper des carottes sans les laver !

FOCUS

BON À SAVOIR

Votre chat ne doit pas devenir votre ennemi ! Ses griffures ne sont pas à risque. Les chats d'appartements recevant une alimentation traitée par la chaleur (conserves et croquettes indemnes de parasites) ne sont pas vecteurs du parasite. Pour plus d'informations, consultez le site www.anses.fr (site de l'Agence nationale de sécurité sanitaire de l'alimentation, de l'environnement et du travail).

La listériose

Détendez-vous tout de suite ! Quand il y a un cas de listériose, on en entend parler à la radio. Ce n'est donc pas très fréquent. La listériose est une maladie à transmission alimentaire due à une bactérie appelée « lysteria monocytogenes ». Cette bactérie entraîne principalement des troubles digestifs.

Chez la femme enceinte, on la recherche assez facilement en cas de fièvre ou syndrome grippal. Les conséquences sur le fœtus peuvent être graves (avortement spontané, accouchement prématuré, décès in utero). Les précautions sont également simples à mettre en œuvre : évitez les fromages au lait cru (surtout ceux à pâte molle et la croûte du fromage en général), les poissons fumés, les coquillages crus, le tarama et les produits carnés crus comme la charcuterie. Encore une fois, votre frigo doit être propre ! Nettoyez les surfaces souillées par les aliments et ne posez pas d'aliments non emballés sur les étagères, par exemple un yaourt non fini, un bout de fromage entamé ou encore un paquet de jambon industriel ouvert (beurk !). En somme, il ne faut manger aucun aliment qui aurait rompu la chaîne du froid.

GARE AUX VIRUS DES PLUS PETITS !

Le cytomégalovirus (CMV)

Beaucoup d'adultes sont immunisés. L'infection materno-fœtale à CMV n'a, dans la plupart des cas, aucune conséquence pour le fœtus. Plus rarement, le fœtus peut être gravement atteint. Certains pays d'Europe ont choisi d'en faire un dépistage systématique (l'Allemagne, la Belgique et l'Italie). Ce n'est pas le cas actuellement en France. La sérologie du CMV est prescrite uniquement en cas de signe d'appel sur un épisode de fièvre ou des anomalies échographiques. Cette infection est d'interprétation difficile. Les mesures de prévention sont très faciles à mettre en œuvre, car la transmission est principalement salivaire. Évitez les bisous sur la bouche des jeunes enfants, lavez les mains, ne partagez pas les serviettes de toilette et les couverts, ne léchez pas la cuillère des enfants et ne terminez pas non plus leur repas. Ses précautions doivent également être appliquées par le conjoint.

Le parvovirus B19

Ce virus est responsable du mégalérythème épidémique, plus communément appelé « la cinquième maladie ». C'est une maladie infantile bénigne qui se caractérise par des joues très rouges. Elle se propage par contact des muqueuses respiratoires avec des mains contaminées et ne donne pas lieu à un dépistage systématique. Les précautions à prendre sont les mêmes que celles citées pour le CMV. Si une femme enceinte est contaminée, l'infection est transmise au fœtus dans 20 à 30 % des cas et elle n'est pas forcément à l'origine de complications. Chez le jeune enfant, cette infection se traduit par une éruption de petits boutons rouges. L'adulte infecté peut également se plaindre de douleurs articulaires.
En cas d'infection, la femme enceinte doit consulter un professionnel de santé afin d'être orientée au mieux. Le premier temps de la prise en charge sera diagnostique : on prescrira une prise de sang (sérologie).

IL VA Y AVOIR DU SPORT !

L'activité physique est indispensable.
Il est rare qu'une femme qui ne pratique aucun sport commence une activité physique en étant enceinte. Et malheureusement, beaucoup de femmes arrêtent toute activité sportive pendant la grossesse.

Pourtant, les contre-indications sont rares. Il est cependant préférable de demander à votre médecin ou à votre sage-femme si vos activités habituelles peuvent être poursuivies. Attention, toutefois, car de nombreux professionnels mal informés sur ce sujet préfèrent, par principe de précaution, s'opposer à toute activité physique.

Une fois de plus, il faut faire preuve de bon sens. Il paraît logique d'arrêter l'équitation au deuxième trimestre de grossesse, voire au premier trimestre s'il y a un décollement de l'œuf. De la même façon, il semble évident d'interrompre les sports de combat ou le saut en parachute, par exemple.

Mon expérience m'a fait rencontrer en consultation quelques hyperactives angoissées par la diminution de leur activité physique, effrayées par le spectre d'une prise de poids excessive et mues par un besoin de performances. À l'inverse, j'ai aussi croisé quelques contemplatives : je me caresse le ventre et il est hors de question de s'agiter ! Et bien sachez, Mesdames, que se caresser le ventre donne des contractions… alors attention à la contemplation ! Entre les deux, mon cœur balance ! Si les maternités ou les salles de sport pouvaient proposer de l'exercice physique aux femmes enceintes, ce serait vraiment une grande avancée. Cela pourrait donner l'occasion aux femmes qui n'en font pas de s'y mettre et même d'y prendre goût.

« Il faut faire preuve de bon sens. Il paraît logique d'arrêter l'équitation, les sports de combat ou le saut en parachute, par exemple. »

La natation est le sport vraiment idéal pendant la grossesse. Non, on n'attrape pas des maladies dans la piscine publique et les microbes ne remontent pas dans le vagin pour aller infecter le bébé non plus !

En conseillant cette pratique en consultation, les visages ont quelquefois grimacé et les reparties ont fusé : « Pas le temps ! », « J'ai honte de me mettre en maillot », « L'eau est trop froide ! ». C'est dommage, car c'est un effort physique en apesanteur et on se sent plus léger après. La plupart des femmes enceintes éprouvent une sensation de surcharge qui les gène pour se mouvoir et la natation supprime cette sensation. Alors essayez au moins une fois pour en apprécier les effets ! En plus, certaines piscines proposent des cours pour femmes enceintes. En général, il faut fournir un certificat médical d'aptitude pour pouvoir y participer.

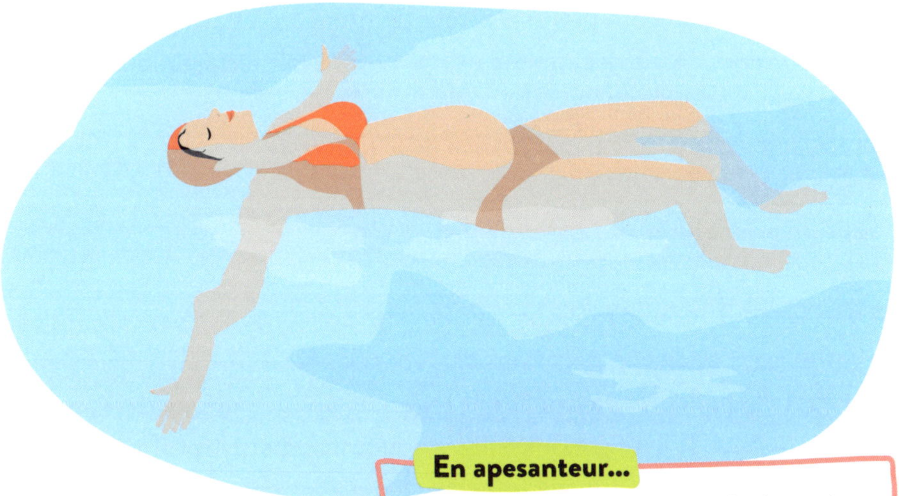

En apesanteur...
La natation est le sport idéal pendant la grossesse.

Le collège américain des gynécologues obstétriciens recommande quant à lui aux femmes qui pratiquent la marche, la natation, le vélo d'appartement, la course à pied, le yoga ou les Pilates de poursuivre ces activités en cours de grossesse.

En revanche, il est déconseillé de poursuivre les sports de contact ou ceux qui exposent à un risque de chute élevé.

Les contre-indications absolues au sport énumérées par ce même collège sont rares :
- pathologies cardiaques ;
- obésité extrême ;
- insuffisance respiratoire ;
- grossesse multiple (jumeaux et plus !) ;
- persistance de saignements d'origine gynécologique au deuxième et troisième trimestres ;
- diagnostic de placenta praevia (placenta inséré trop bas ou recouvrant le col de l'utérus, ce qui occasionne un haut risque hémorragique) au-delà du septième mois ;
- prééclampsie (maladie hypertensive de la grossesse) ;
- anémie sévère ;
- rupture prématurée des membranes.

Le bon sens suffit pour appliquer ces longues conclusions d'experts. Il s'agit de pathologies et de complications obstétricales rares.
La plupart des patientes peuvent donc pratiquer une activité sportive pendant la grossesse. Informez simplement le professionnel qui vous suit et le coach qui vous entraîne.
Pour celles qui ont une paire de baskets parfaitement neuves et qui ne sont pas habituées à avoir une activité sportive régulière, commencez donc pendant la grossesse ! Donnez-vous par exemple l'objectif de faire trente minutes de marche par jour. C'est une activité à part entière !

« La plupart des patientes peuvent pratiquer une activité sportive pendant la grossesse. »

CRAC BOUM HUE !

Voilà bien une activité sportive à part entière ! Les rapports sexuels sont seulement contre-indiqués en cas de placenta bas inséré et en cours de traitement d'une menace d'accouchement prématuré.

Cependant, les modifications du corps de la femme enceinte peuvent générer quelques réticences de la part de l'homme ou de la femme, amenant parfois à des tensions qu'il faut verbaliser pour dédramatiser.

Il existe une position idéale pour la fin de grossesse appelée la cuillère. La femme est allongée sur le côté gauche, ce qui permet à la veine cave (indispensable au retour veineux) de ne pas être comprimée. L'homme n'a qu'à se blottir derrière sa compagne. Cette position est confortable pour le couple.

Enfin, la grossesse ne change bien sûr rien au consentement : en matière de relations sexuelles, les deux parties doivent être d'accord !

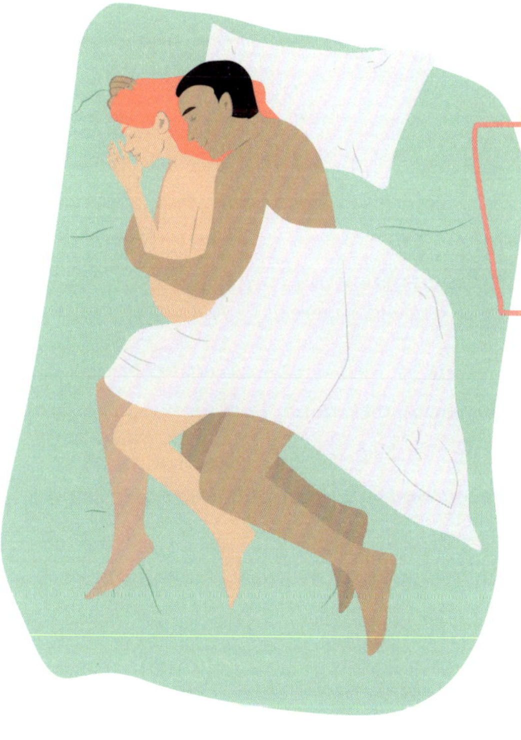

Amour toujours...

Il existe une position idéale pour la fin de grossesse appelée la cuillère.

DE LA TÊTE AUX PIEDS, CE QUI VA CHANGER

L'effet « Jacques Dessange »

Vous en aviez rêvé ? La grossesse vous l'offre !
Vos cheveux deviennent plus épais et plus brillants tandis que vos poils repoussent plus lentement.
Attention ! Deux à quatre semaines après l'accouchement, vos cheveux pourront tomber en abondance, mais la bonne nouvelle est qu'ils auront complètement repoussé six à quinze mois plus tard ! Si ce phénomène de chute de cheveux vous semble particulièrement intense le moment venu, il est indispensable d'en parler à votre médecin, car des désordres de la glande thyroïde ou encore des carences peuvent l'expliquer.
Les ongles, quant à eux, poussent plus vite, mais peuvent aussi devenir plus fragiles. On peut même voir apparaître des stries brunes.

Au bal, au bal masqué, ohé ohé !

Dès le premier trimestre de grossesse, les hormones (œstrogène et progestérone) stimulent la « mélanogenèse », c'est-à-dire la fabrication de pigments cutanés sur le visage et le corps.
Sur le visage, on parle du « masque de grossesse ». La pigmentation se manifeste par des taches marron ou grises au niveau du front, des joues, de la lèvre supérieure et du menton.
Sur le corps, la ligne « blanche » ou ligne médiane de l'abdomen est un lieu connu de coloration brune, mais le bout des seins, la région du nombril, les cuisses et les aisselles peuvent également se teinter.
Les grains de beauté, les taches de rousseur ou les cicatrices récentes peuvent par ailleurs devenir plus foncés.
Si vous avez des grains de beauté, consultez un dermatologue après votre accouchement pour une vérification. Et si l'un d'eux se modifie pendant votre grossesse, consultez-le au moindre doute.

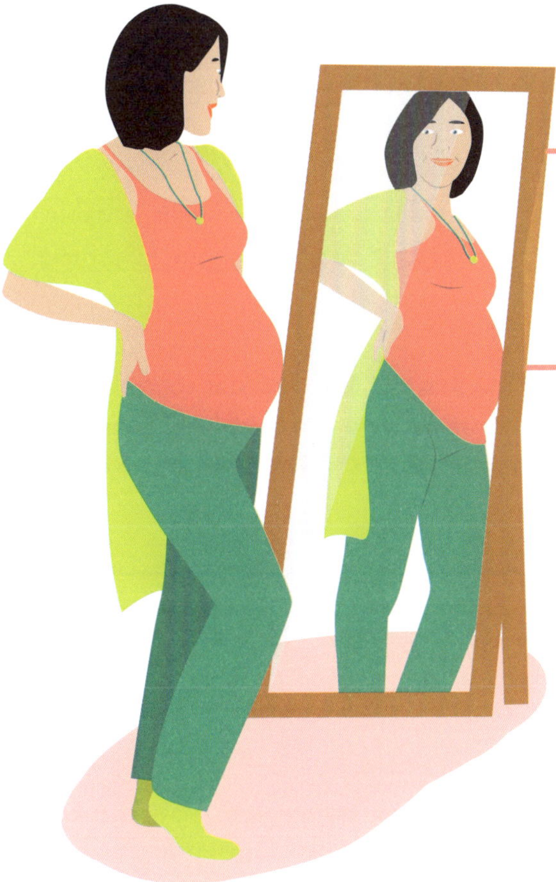

L'effet hormones !

Vos cheveux deviennent plus épais et plus brillants tandis que vos poils repoussent plus lentement !

L'exposition au soleil sans protection solaire est généralement déconseillée. Elle l'est encore davantage au cours de la grossesse. Le rayonnement solaire aggrave l'hyperpigmentation, notamment celle du visage. Idéalement, il faudrait appliquer quotidiennement une crème de jour avec un filtre solaire. On observe une régression de ce phénomène après l'accouchement, mais celui-ci peut réapparaître sous contraception orale, en cas de réexposition solaire ou lors de grossesses ultérieures.

Dracula

Vous pouvez remarquer que vos gencives sont plus rouges et saignent parfois facilement lors du brossage de dents. Cela ne doit pas vous inquiéter. Ce phénomène est lié à une prolifération des vaisseaux, une microvascularisation

qui entraîne une augmentation des papilles interdentaires et de la muqueuse des gencives.
Si ce phénomène est récurrent ou trop intense, parlez-en au professionnel qui suit votre grossesse. Une visite chez le dentiste est aussi indispensable. La grossesse rend vulnérable aux infections, et notamment aux infections dentaires.

Les douleurs dentaires, parfois intenses, peuvent entraîner des contractions. C'est d'autant plus le cas si le mécanisme à l'origine des douleurs est infectieux. Le meilleur traitement est donc préventif.

La plus redoutée

Je vous présente celle qui fait couler des litres de crèmes, d'huiles et autres remèdes : la vergeture.
Rien n'est joli chez elle, même pas son petit nom.
Il s'agit de petites stries linéaires rouges à violettes qui apparaissent sur le ventre, les seins, les cuisses, les plis de l'aine et qui deviennent progressivement blanches.

Avec les vergetures, les fibres élastiques de notre peau nous lâchent. Certaines femmes sont plus à risque, mais quel intérêt de les énumérer ici ? Il existe probablement des prédispositions familiales et, parfois, des histoires personnelles avec des prises de poids rapides.

Quand on ouvre un livre de médecine sur le sujet, on peut lire dans la partie « Prévention des vergetures » : les méthodes « échouent toutes ».
J'espère bien que la recherche en médecine dépense plus d'énergie à lutter contre le cancer que contre la vergeture !
Faites donc confiance à votre pharmacien préféré ou à Abraracourcix pour choisir LA crème magique qui protégera vos fibres élastiques de la rupture, mais ne lui en voulez pas trop si ladite « rupture » survient malgré l'application consciencieuse de la potion !

Au diable la varice !

En voilà une autre des plus redoutées ! Heureusement, elle n'est pas donnée à tout le monde !
Les professionnels emploient le terme de « congestion veineuse » pour désigner les varices : un joli mot pour dire que l'ensemble du réseau veineux est dilaté ! Ces varicosités apparaissent chez 40 % des femmes enceintes sous forme de minivaisseaux dilatés sur les jambes. De près, on ne sait pas bien s'il s'agit d'un poil sous la peau ou d'une fantaisie de la circulation veineuse. Elles apparaissent surtout au deuxième trimestre. Il y a des prédispositions génétiques, mais la station debout prolongée aggrave le phénomène.
En prévention, surélevez vos jambes et mettez des bas de contention.

« Ces varicosités apparaissent chez 40 % des femmes enceintes sous forme de minivaisseaux dilatés sur les jambes. »

Les zones de congestion veineuses sont les jambes, le périnée et le pelvis. En général, on observe une régression dans les trois mois du post-partum. Ne vous en faites pas trop si vous êtes concernée par les abominables varices vulvaires (le top du charme de la grossesse !), elles disparaissent aussitôt le paquet livré !

Mademoiselle Hémorroïde (la pathologie veineuse de l'anus) concerne aussi 40 % des patientes.
Elles sont d'autant plus fréquentes qu'il y a un terrain de constipation, que le poids de naissance du bébé est élevé et que les efforts de poussée sont longs pendant l'accouchement.

Elles apparaissent au dernier trimestre de la grossesse et persistent jusqu'au premier mois du post-partum. Il est indispensable de lutter contre la constipation par des mesures hygiénodiététiques (lutte contre la sédentarité et régime riche en fibres), une bonne hydratation, voire un traitement laxatif. Ne laissez surtout pas ce symptôme s'installer ! La constipation peut être source de douleurs abdominales parfois intenses.

Jean qui rit, Jean qui pleure

La grossesse est une période de bouleversement hormonal comme la puberté, la ménopause ou la période des règles. Elle peut induire une instabilité émotionnelle et donner la sensation d'être à fleur de peau. Elle peut aussi apaiser, donner un calme inhabituel, et ce jusqu'à la somnolence.

Ce surplus d'émotions ne doit pas être jugé, mais être accueilli comme tel car il participe au processus de construction de la parentalité.

La grossesse soulève des questionnements, ravive l'histoire personnelle et le rapport à la maternité. Elle accentue aussi la charge mentale. Le couple doit alors être à l'écoute et chercher des solutions pragmatiques.

« Ce surplus d'émotions ne doit pas être jugé, mais être accueilli comme tel car il participe au processus de construction de la parentalité. »

Certaines angoisses sont légitimes, notamment celles concernant la santé de l'enfant à naître, le déroulement de l'accouchement et la capacité à être une « bonne mère ». Elles doivent être posées, voire écrites, et déconstruites dans le calme.

Si un surplus d'angoisse vous assaille et vous empêche notamment d'aller de l'avant, c'est le moment de demander l'avis de votre médecin ou de votre sage-femme : la grossesse peut en effet faire apparaître un trouble anxieux ou dépressif connu ou sous-jacent.

Quelques mesures simples permettent aussi de dépasser ces troubles : calmer un quotidien trépidant, se recentrer sur ses priorités, faire du yoga ou essayer de régler, par le dialogue, un conflit jusqu'alors enlisé. Apaiser les tensions permet de mieux canaliser les émotions.

Je vous passe ici l'envie soudaine de fraises, qui n'est que le fruit de l'imaginaire populaire !

Le train du sommeil qui déraille

Peu d'informations pertinentes sont disponibles sur le sujet. Au premier trimestre, la progestérone peut vous faire piquer du nez pour un rien et ces changements hormonaux peuvent modifier l'activité de vos rêves.

Plus tard, votre « gros ventre » peut vous amener à prendre une position dans le lit qui ne vous convient pas et participer à une problématique d'insomnie propre à la grossesse.

La plupart des réveils nocturnes sont liés à l'anxiété. C'est le cas également en dehors de la grossesse. Le lit devient le lieu de toutes les ruminations... Pour essayer de retrouver le sommeil, il est conseillé de quitter le lit, de passer dans une pièce éclairée, de prendre un livre ou de commencer n'importe quelle activité manuelle qui permet de « déconnecter » : broderie, tricot, menuiserie, dessin... Cette attitude permet de reprendre un nouveau cycle de sommeil.

« La plupart des réveils nocturnes sont liés à l'anxiété. »

Actuellement, les insomnies sont aggravées par l'accès facilité aux écrans qui traînent sur la table de nuit. Le réflexe de consulter son portable pour passer le temps lors d'une insomnie est catastrophique ! En effet, l'écran et sa lumière bleue stimulent. Ainsi, vous ne pourrez pas retrouver le sommeil si vous prenez votre portable ou votre tablette. Il est préférable, de toute façon, de ne pas dormir avec le wifi et le Bluetooth à proximité.

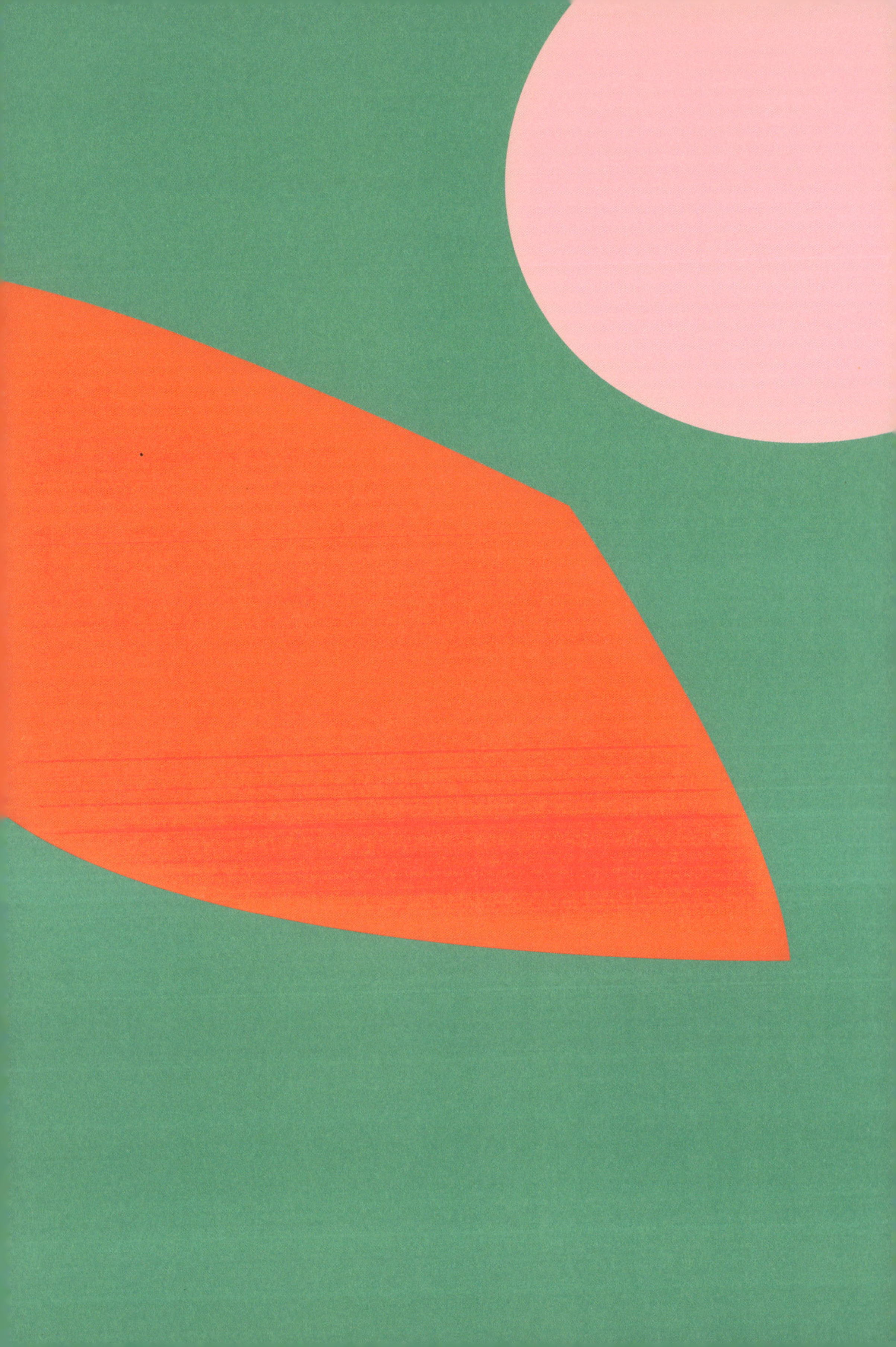

AUTOUR DE NOUS

L'environnement dans lequel vous évoluerez pendant la grossesse en déterminera beaucoup d'aspects. En effet, votre rapport au travail et aux autres va peut-être être modifié parce que vous êtes enceinte. Pour certaines d'entre vous, cela peut ne rien changer. Votre habitat devra peut-être évoluer ou bien un déménagement devra être envisagé. Nous verrons ici quelques situations classiques parfois caricaturales de l'environnement de la femme enceinte.

« Votre rapport au travail et aux autres va peut-être être modifié parce que vous êtes enceinte. »

MON TRAVAIL, C'EST (PAS) MA SANTÉ !

Continuer ou non le travail, telle est la question !

« Working girl » ou pas ?

Certaines patientes se déconnectent très rapidement du monde du travail. Elles n'ont plus la tête au travail et souhaitent se concentrer sur leur grossesse. Quand l'esprit n'est plus au travail, le corps ne suit plus. Les patientes expriment alors fatigue, stress et douleurs qui les amènent à interrompre leur activité professionnelle.

Une seconde catégorie tient à travailler pendant toute la grossesse et défend le slogan : « La grossesse n'est pas une maladie. » Ces femmes sont déterminées à prouver qu'elles sont des superwomen et il faut parfois les raisonner. Un certain nombre de femmes médecins ou de sages-femmes se reconnaîtront ici. Les avocates américaines, par exemple, plaident jusqu'au neuvième mois. L'assurance maladie, elles ne connaissent pas !

Entre ces deux catégories, nombre de patientes avancent dans leur grossesse de manière confiante, s'adaptent aux évènements et aux recommandations du professionnel qui les suit.

Bien sûr, chaque situation mérite qu'on analyse l'environnement familial, les ressources du conjoint et le soutien que la femme enceinte peut trouver sur son lieu de travail. Alors, faites le point sur votre propre situation pour trouver votre équilibre.

Quand le lieu de travail n'encourage pas à y rester

Malheureusement, dans certaines entreprises, les femmes sont mises de côté dès qu'elles sont enceintes. Certains employeurs craignent l'arrêt de travail non anticipé et préfèrent que leur employée s'arrête précocement à une date fixe pour organiser son remplacement. Ils poussent ainsi la femme enceinte à la maison avec des « Dans votre état, vous feriez mieux... ».

« Chaque situation mérite qu'on analyse l'environnement familial, les ressources du conjoint et le soutien que la femme enceinte peut trouver sur son lieu de travail. »

Certaines femmes considèrent que c'est une bonne décision et y voient du protectionnisme. D'autres subissent cette situation et estiment qu'il s'agit d'une mise au placard. L'interprétation de cette situation dépend de la manière dont l'employeur présente les faits, mais également de l'épanouissement professionnel de l'employée.

Par ailleurs, la grossesse est parfois le moment choisi par certaines femmes pour « se mettre en arrêt » d'un travail qui n'est pas leur passion. Elles le font en se l'avouant, clairement ou non.

Quand le conjoint ou la famille fait pression

Il est fréquent de subir également les avis de l'entourage : le conjoint stressé qui pense que sa compagne devrait s'arrêter ou encore la famille qui se permet de faire l'examen de l'épaisseur des cernes et de la pâleur du teint de la future maman pour conclure à la nécessité urgente d'une mise au repos. Difficile pour la femme enceinte, même déterminée, de ne pas céder à la démotivation en pareils cas !

Quand le lieu de travail ou l'environnement personnel est culpabilisant vis-à-vis d'un arrêt de travail

À l'inverse, un certain nombre de patientes qui cessent leur activité avant le congé maternité « obligatoire » ressentent un vrai besoin de se justifier. Souvent entourées de working girls, elles ressentent une vraie déception de ne pas tenir le coup jusqu'au bout ! Cette culpabilité peut être renforcée par une belle-sœur, une collègue, une amie (ou même le médecin lui-même) qui se vantent, elles, d'avoir travaillé jusqu'au congé maternité et parfois même au-delà.

Dans le meilleur des mondes

Le travail est passionnant, l'environnement professionnel bienveillant, le conjoint soutenant et les autres (les amis, les ennemis, la famille) ne donnent pas leur avis. Bien évidemment, cette situation est rare.

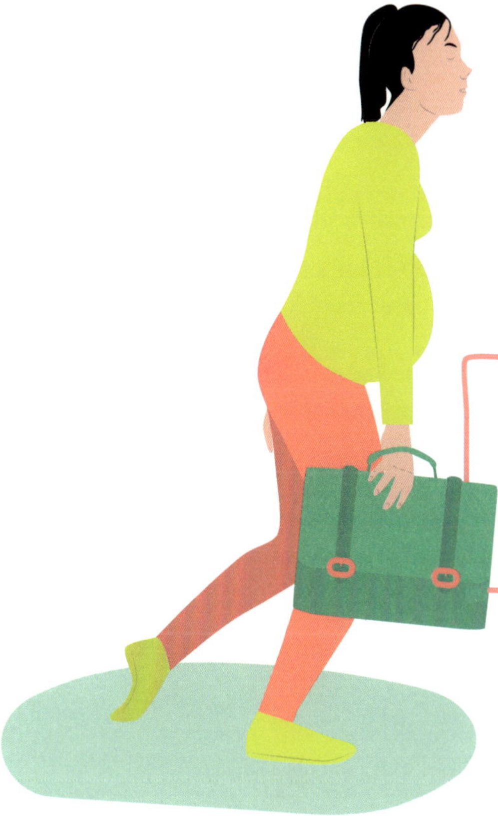

« Working girl » ou pas ?

Chaque femme s'adapte aux évènements et aux recommandations du professionnel qui la suit. Pas de jugement !

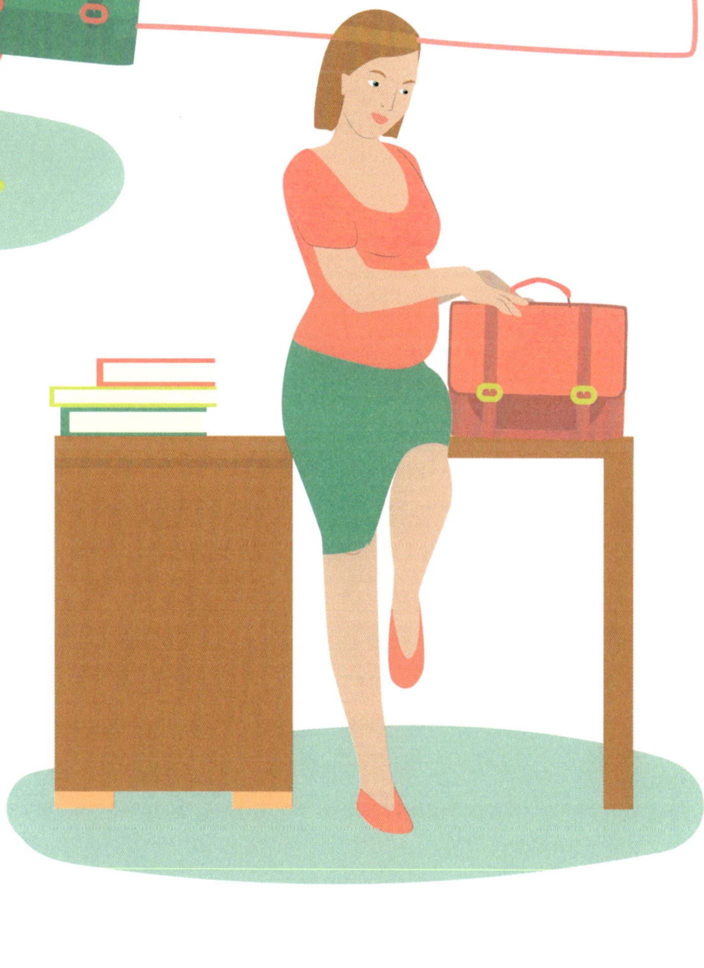

Les absences pour rendez-vous médicaux

Compte tenu des difficultés actuelles à obtenir un rendez-vous médical, il ne faut pas avoir trop d'exigences. Les médecins et les sages-femmes restent des humains. Ils mangent, dorment et ont aussi une famille. Il vous sera donc difficile d'obtenir un rendez-vous avant 8 heures, après 18 heures, le samedi après-midi et le dimanche (véridique !).

La gynécologie-obstétrique, comme beaucoup de spécialités médicales, souffre d'un manque de médecins qui va en s'aggravant. De plus, en obstétrique, plusieurs contraintes s'ajoutent. La grossesse ne dure que neuf mois et les rendez-vous doivent être donnés à des dates précises qui dépendent du début de la grossesse. Contrairement à la dermatologie, si vous appelez en janvier, on ne vous donnera pas de rendez-vous pour le mois de décembre qui suit !

La salle « d'attente » de la maternité porte par ailleurs très bien son nom. Dans un établissement qui pratique des accouchements, les médecins peuvent être amenés à consulter en même temps qu'ils assurent les urgences. Et en obstétrique, les urgences sont de VRAIES urgences. Elles sont impossibles à différer et certaines ont un enjeu vital comme une césarienne ou une naissance par forceps. De ce fait, le médecin peut être amené à quitter la consultation une heure... ou deux... À une autre époque, on aurait pu penser qu'il était au golf ou au tennis. Il n'en est rien, croyez-moi !

Le médecin ou la sage-femme que vous voyez peut établir un certificat de consultation. Dans la plupart des cabinets médicaux, ce sont les secrétaires qui le délivrent. N'hésitez pas à faire valoir vos droits : vous pouvez bénéficier d'autorisations d'absence pour effectuer vos contrôles médicaux obligatoires (article L. 1225-16 du Code du travail). Ces absences sont considérées comme du temps de travail effectif et le salaire ne peut pas être diminué du fait de ces absences. Depuis 2014, le père de l'enfant à naître a également le droit de s'absenter pour se rendre à trois examens médicaux de suivi de grossesse au maximum, comprenant les échographies (article L. 1225-16 du Code du travail). Ce droit est acquis aussi bien pour le père marié que pour le père pacsé ou le concubin.

Quand métier et grossesse ne font pas bon ménage

Certaines professions sont difficiles à poursuivre pendant la grossesse, soit parce qu'elles exposent à des produits toxiques, soit du fait de leurs horaires ou de leur pénibilité. Il est possible de demander à votre employeur une adaptation de votre poste de travail ou de rencontrer le médecin du travail. Le régime de la Sécurité sociale prévoit des dispositions particulières pour ces situations. Vous devez vous renseigner auprès de votre caisse d'assurance maladie sur le site ameli.fr et de votre mutuelle si vous en avez une.

« Certaines professions sont difficiles à poursuivre pendant la grossesse, soit parce qu'elles exposent à des produits toxiques, soit du fait de leurs horaires ou de leur pénibilité. »

Le poste de travail est parfois inadapté.
Par exemple :

- une femme qui se glisse dans le déguisement de la reine des neiges dans la parade Disney ;
- une ouvrière d'abattoir qui fait les 3/8 ;
- une aide-soignante dans un EHPAD touché par une épidémie de Covid.

En théorie, ces situations relèvent de la médecine du travail et nécessitent des démarches administratives et des réorganisations complexes si elles ne sont pas anticipées. Cette complexité des démarches entraîne leur abandon et un recours à l'arrêt de travail classique. Le motif « poste de travail inadapté » est pourtant réservé à la médecine du travail.

Si votre contrat de travail doit être suspendu (votre employeur ne peut pas adapter votre poste ou vos conditions de travail), alors vous bénéficierez d'une garantie de rémunération : une allocation versée par l'assurance maladie et un complément à la charge de l'employeur à hauteur de votre salaire habituel. Le professionnel qui vous suit doit poser la question de vos conditions de travail et vérifier leur compatibilité avec la grossesse.

Le congé pathologique

C'est un congé de quatorze jours en rapport avec une grossesse pathologique. Cette mention doit être cochée sur l'arrêt de travail pour que les indemnités versées soient adaptées. Elles sont calculées sur le salaire net et sont un peu plus élevées que l'arrêt de travail habituel. Ce congé peut être pris à n'importe quel moment pendant la grossesse. Ces quatorze jours peuvent être groupés ou fractionnés.

La plupart des femmes enceintes se voient prescrire ces 14 jours d'arrêt juste avant le congé légal, ce qui permet alors de l'allonger.

En pratique, vous serez indemnisée à la hauteur d'un congé pathologique sur quatorze jours et pas plus. Si vous avez un arrêt de travail de plus de quatorze jours et même s'il est précisé « en rapport avec une grossesse pathologique », l'indemnité au-delà de quatorze jours sera celle d'un arrêt de travail « standard ».

Quand un arrêt de travail est prescrit avant le congé maternité obligatoire

Il s'agit d'un arrêt de travail qui dépend de la même législation qu'un arrêt de travail en dehors de la grossesse. Le prescripteur doit remplir un triplicata et vous le remettre ou le faire directement en ligne. Les heures de sortie doivent être respectées sauf si le prescripteur coche « sorties libres » en justifiant cette dérogation. Des contrôles au domicile peuvent être effectués à l'initiative de la Sécurité sociale ou de votre employeur comme pour tout arrêt de travail. Vous l'aurez compris, la subtilité entre arrêt de travail « classique » ou « congé pathologique » n'a pas beaucoup d'importance. En réalité, quelles que soient les cases cochées, il n'y aura pas d'indemnités à la hauteur du congé pathologique plus de quatorze jours pendant la grossesse. C'est ce qu'il faut retenir.

« Quelles que soient les cases cochées, il n'y aura pas d'indemnités à la hauteur du congé pathologique plus de 14 jours pendant la grossesse. »

L'arrêt de travail (comme le congé pathologique) est prescrit par le médecin ou la sage-femme qui suit la grossesse ou encore par le médecin traitant, que celui-ci suive ou non la grossesse.

La sage-femme ne doit suivre que des grossesses dites « physiologiques » (c'est-à-dire normales) et ne peut pas prescrire un arrêt de travail supérieur à une durée de quinze jours. Elle ne peut pas non plus délivrer un arrêt de travail à une femme enceinte dont la grossesse est considérée comme « pathologique ». L'arrêt de travail établi par une sage-femme ne peut être ni prolongé ni renouvelé.

Il y a quelques subtilités dans ces règles et elles ne sont pas faciles à appliquer. En effet, un certain nombre de femmes enceintes doivent être arrêtées plus de quinze jours sans pour autant qu'elles aient une grossesse hautement pathologique.

Pour les sages-femmes qui travaillent dans des centres hospitaliers, le renouvellement ou la prolongation de ces arrêts peut être validé par un médecin de la maternité.

Pour les sages-femmes libérales, c'est plus difficile, et la patiente est souvent orientée vers le médecin traitant ou vers une maternité. D'un autre côté, cette législation évite les abus et permet que les sages-femmes restent dans leur compétence : le suivi des grossesses non pathologiques.

Quand vous avez le sentiment que l'arrêt de travail est nécessaire, mais le médecin ou la sage-femme qui vous suivent ne partagent pas cet avis

C'est une situation rencontrée régulièrement en consultation. Elle est délicate et parfois conflictuelle. Parfois, il n'y a aucune raison médicale qui motive un arrêt de travail pendant la grossesse, mais tant d'autres raisons... C'est la situation où le professionnel ne sait pas quoi écrire dans la case « motif médical » sur le feuillet de l'arrêt de travail.

Ce sont les situations où l'emploi est plus facile à interrompre que tout le reste : ménage, enfants et autres. Vous pouvez anticiper ces situations en vous réorganisant : sollicitez l'aide de l'entourage, s'il est présent, ou d'un tiers (nounou et femme de ménage pour les plus aisés). Le but est d'éviter la situation extrême du burn-out familial.

Ainsi, vous pouvez par exemple bénéficier d'une travailleuse familiale avec une aide de la sécurité sociale en fonction de vos revenus.

De même, un arrêt de travail de courte durée pour asthénie (le terme médical qui signifie fatigue) est possible pour récupérer.

Chaque situation doit être évaluée individuellement, par vous-même et par votre médecin. L'arrêt de travail est un vrai sujet à aborder et à développer pendant votre consultation. Si vous ressentez le besoin de vous arrêter, si vous n'êtes pas à l'aise au travail, abordez le sujet avec votre médecin ou votre sage-femme sans attendre le dernier moment de la consultation et en toute honnêteté, sans tourner autour du pot. En effet, l'arrêt de travail est trop souvent discuté en fin de consultation, alors que les ordonnances sont remises : « Au fait, je n'en peux plus... », « Je voulais voir pour un arrêt de travail... ».

« Chaque situation doit être évaluée individuellement, par vous-même et par votre médecin. »

Femme enceinte en arrêt de travail, chassez les préjugés : assumez votre position, sachez profiter également de l'arrêt de travail pour vous reposer et pour vivre sainement. Oui, pour vous reposer ! Trop souvent, les femmes enceintes en arrêt racontent qu'elles repeignent le plafond de la chambre du bébé...

« Femme enceinte en arrêt de travail, chassez les préjugés : assumez votre position, sachez profiter également de l'arrêt de travail pour vous reposer et pour vivre sainement. »

Si l'arrêt de travail permet votre maintien à domicile :

- gardez un rythme : réveil le matin, ni trop tôt ni trop tard ;
- gardez des horaires fixes de repas pour éviter le grignotage ;
- surveillez votre temps d'écran, particulièrement nuisible sur le sommeil s'il est excessif ;
- chaussez vos baskets pour 30 minutes minimum de marche quotidienne, car peu de situations médicales la contre-indiquent, y compris si vous êtes arrêtée pour des contractions.

LÉGISLATION ET CONGÉ MATERNITÉ

En théorie, les femmes salariées travaillent jusqu'au congé maternité en l'absence de complications. Il s'agit d'un congé de droit. Il dure seize semaines, avec six semaines de congé prénatal et dix semaines de congé postnatal.

Ce congé est augmenté à vingt-six semaines si vous attendez votre troisième enfant : huit semaines de congé prénatal et dix-huit semaines de congé postnatal.

Si vous attendez des jumeaux ou plus, le congé maternité est de trente-quatre semaines : douze semaines avant et vingt-deux semaines après la naissance.

Depuis 2019, les travailleuses indépendantes ont la même durée de congé maternité que les salariées. La durée minimale de l'arrêt de travail est passée de deux à huit semaines pour les travailleuses indépendantes et les exploitantes agricoles, dont deux semaines à minima de congé prénatal et six semaines de congé postnatal pour pouvoir bénéficier de l'indemnisation. En pratique, l'indemnisation des travailleurs indépendants est encore une question compliquée et j'observe que ces femmes travaillent toujours le plus longtemps possible et reprennent le plus vite possible, car leurs indemnités sont trop faibles par rapport à leurs charges.

Sur le site de la Sécurité sociale (ameli.fr), vous pouvez réaliser une simulation de l'indemnisation de votre congé maternité qui tient compte de l'ensemble de votre profil.

Vous n'avez pas besoin d'un document type « arrêt de travail » pour ce congé. Il démarre automatiquement à la date calculée par la Sécurité sociale qui vous a été indiquée par retour de courrier et/ou par mail après réception de la déclaration de grossesse.

Si vous êtes salariée, vous avez la possibilité de reporter tout ou partie de votre congé prénatal après l'accouchement si vous le souhaitez. Le médecin devra, à votre demande, vous fournir un certificat d'aptitude à poursuivre votre activité. Ce certificat est délivré pour sept jours et peut être renouvelé lors d'une consultation médicale si vous souhaitez continuer à travailler.

En cas d'accouchement prématuré, la durée totale du congé maternité est inchangée et le congé prénatal est reporté en postnatal. En cas d'accouchement après le terme, la durée du congé maternité est également inchangée (aucun congé en plus).

FAMILLE, AMIS, ENNEMIS

Le père, le fils et le Saint-Esprit

Votre conjoint commence lui aussi une aventure… Et on ne se connaît jamais assez ! Que va devenir l'homme ou la femme qui partage votre vie alors qu'il ou elle devient parent ? Inutile de le cacher : ce n'est pas toujours simple. Le père peut être jugé « investi », « trop investi » ou, à l'inverse, « pas assez investi » ! Et il y a aussi, parfois, le père qui s'en va…

Par ailleurs, ce futur papa prend aussi la place qu'on veut bien lui donner ! Notre époque voit beaucoup de pères investis, voire très investis, qui viennent en consultation, aux échographies, interagissent avec les professionnels et participent à la préparation à l'accouchement.

« Il est possible, et sûrement nécessaire, d'exprimer ses attentes et peut-être ses déceptions en choisissant le moment opportun. »

Mais le mari ou le père idéal existe-il ? Si pour vous c'est l'heure de la déception, il vous faudra délier les langues ! Il est possible, et sûrement nécessaire, d'exprimer ses attentes et peut-être ses déceptions en choisissant le moment opportun : « Laisse-moi respirer ! », « N'oublie pas que j'existe ! »…

Certaines maternités proposent des groupes de paroles pour les pères autour de la maternité. Lors de ces « soirées entre hommes », ils évoquent les sujets qui touchent à la paternité et la parentalité. Quel que soit l'outil, les lieux d'échange sont les bienvenus !

Certains papas participent activement à la préparation à l'accouchement et deviennent de véritables coachs le jour J. D'autres ne supportent pas l'idée de voir le bébé sortir de leur compagne : ils n'ont aucune obligation d'assister à la naissance. Si la présence du papa n'est pas spontanée, mais forcée, elle peut être une entrave au bon déroulement de l'accouchement. Si ce choix est conflictuel, il est important d'en discuter avec un professionnel qui vous aidera à avancer sur ce sujet et à désamorcer les tensions. Ce professionnel peut être le médecin, la sage-femme qui vous suit, un psychologue ou une « accordeuse de famille ». J'aime bien ce nom à la connotation plus légère que le terme de « conseillère conjugale ». Il ne donne pas le sentiment que le rendez-vous avec ce professionnel est une étape précédant l'avocat et le divorce !

« Si la présence du papa n'est pas spontanée, mais forcée, elle peut être une entrave au bon déroulement de l'accouchement. »

Les pères peuvent même être présents pour un accouchement par césarienne. Attention, cependant : âmes sensibles s'abstenir ! Ce n'est pas une obligation. Les mamans prennent parfois les devants sur cette question alors que le père ne se sent pas capable. Cela doit donc être discuté au sein du couple et avec l'équipe qui fera la césarienne. La présence du père au bloc opératoire n'est possible que si le chirurgien ET l'anesthésiste l'acceptent. En effet, lors de la césarienne, le père est derrière le champ stérile du côté de la tête de la patiente et de l'équipe d'anesthésie.

À la maternité, vous pourrez demander à rencontrer la sage-femme responsable de la salle d'accouchement ou « sage-femme coordinatrice ». Elle vous aidera à préparer le jour de la naissance, qu'il s'agisse d'un accouchement par voie basse ou d'une césarienne programmée.

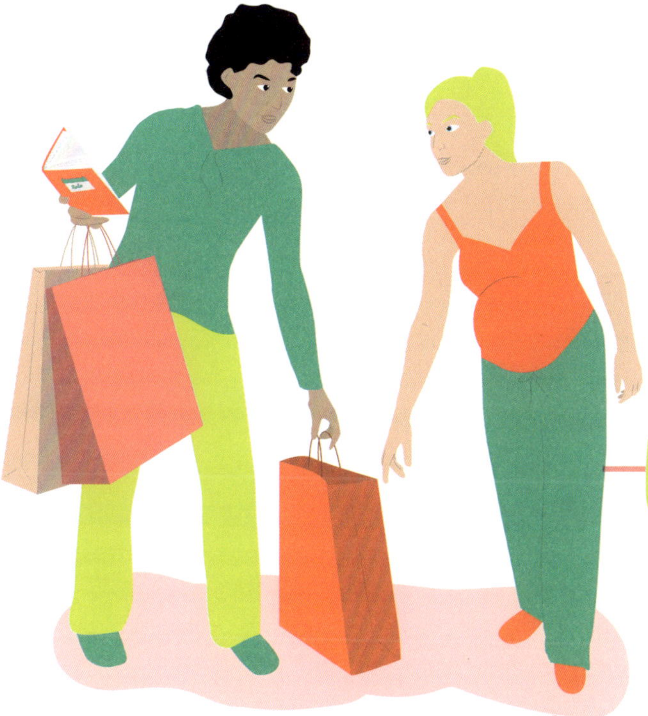

Père hyperinvesti vs père pas du tout investi…

Certaines maternités proposent des groupes de paroles pour les pères où ils évoquent les sujets qui touchent à la paternité et la parentalité.

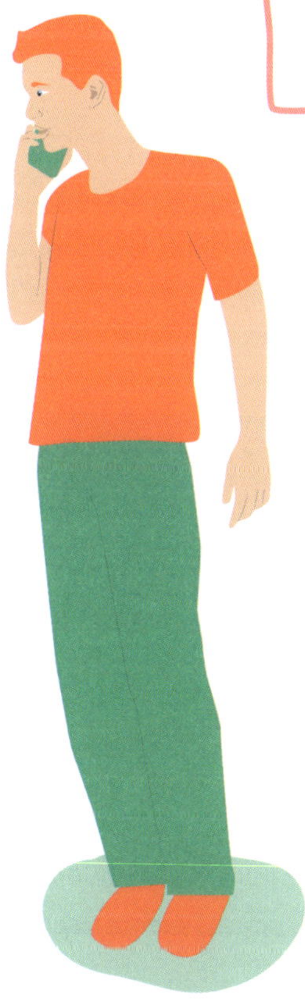

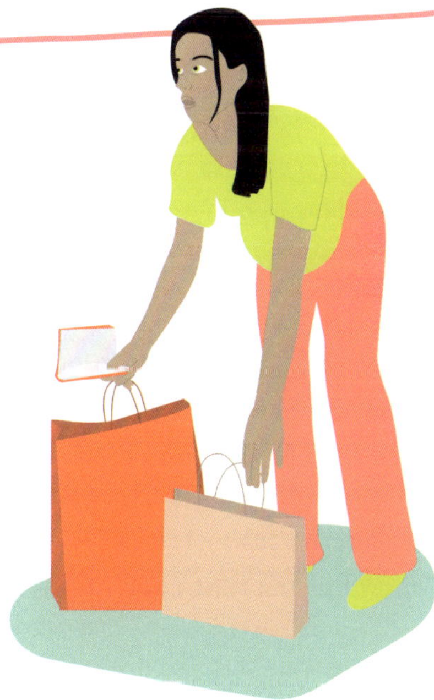

Si ce n'est pas votre premier enfant, comment en accueillir un de plus dans votre famille ? En expliquant aux autres, le plus simplement possible, que votre famille va s'agrandir. L'idée selon laquelle on délaisserait un enfant à l'arrivée d'un autre est souvent une idée d'adulte. Si c'est un sentiment exprimé par l'enfant, cela peut être le signe de l'angoisse des parents à ce sujet.

« Présentez à vos enfants l'arrivée d'un nouveau membre dans la famille comme une chance ! »

Présentez à vos enfants l'arrivée d'un nouveau membre dans la famille comme une chance ! Faites participer les aînés aux préparatifs, parlez de l'enfant à naître, mais pas trop et pas trop tôt. Profitez de votre congé maternité pour confectionner l'album photo de la naissance de l'aîné, ou bien regardez et reregardez ces photos pour savourer ces souvenirs. Partagez-les avec les aînés en vous projetant sur la nouvelle naissance à venir et en repensant avec eux au bonheur de la leur !

La fratrie est la chance de leur vie ! Il y aura toujours assez d'amour pour que chacun trouve sa place. L'amour et la rivalité fraternels, c'est l'école de la vie. Ces idées sont bien sûr plus faciles à transmettre quand on a soi-même connu l'amour fraternel.

Si la fratrie vous a fait et/ou vous fait encore souffrir, c'est peut-être aussi le moment d'analyser vos sentiments. Comprendre ce qui a été mal vécu et ce qui a été destructeur permet de ne pas le reproduire. Chaque enfant, selon le moment de son arrivée dans la famille et son rang, qu'il soit désiré ou non, doit écrire son histoire et enrichit l'histoire de ses frères et sœurs. Les parents, quant à eux, font couler le ciment qui les lie.

Parfois, la naissance d'un enfant est aussi l'occasion de la première séparation entre la mère et son aîné ; la première fois où le papa s'en occupe de A à Z. Plus la maman est sereine à ce sujet, plus l'enfant acceptera facilement cette séparation. Pour être prête à la vivre, il est nécessaire de vous y préparer personnellement et d'y préparer l'enfant ou les enfants.

Anticipez la présence d'un membre de la famille, d'un ami ou de la nounou pour le jour J et informez l'enfant de cette éventualité. Valorisez les activités complices qu'ils aiment faire ensemble pour donner à ce moment un air de fête. Si le papa est peu disponible pour la maison et les aînés, organisez votre absence en prévoyant les tenues des enfants ainsi que des repas simples.

La crise sanitaire de la Covid-19 a modifié l'horizon des maternités, car aucune visite d'enfant n'est autorisée. L'impact n'a pas été des moindres pour les femmes enceintes et leurs proches, mais aussi pour les soignants. Les mesures sanitaires ont imposé l'isolement des mamans et de leur(s) enfant(s) pendant le séjour à la maternité en interdisant toute visite.

« Anticipez la présence d'un membre de la famille, d'un ami ou de la nounou pour le jour J et informez l'enfant de cette éventualité. »

Dans les régions particulièrement touchées par l'épidémie, même le père n'avait pas l'autorisation de visite. En général, il était permis qu'il soit présent à l'accouchement, puis il devait quitter la maternité. Certains établissements ont alors observé des manifestations de grands-mères révoltées par cette situation. Les femmes ont connu les angoisses habituelles de la maternité ainsi qu'un sentiment de solitude exacerbé, avec parfois des troubles anxieux sévères.
Dans les zones peu touchées par l'épidémie, les papas ont pu être autorisés à venir à la maternité en étant confinés avec leur conjointe dans la chambre d'hospitalisation, avec port du masque dès l'entrée d'un soignant.

Mais on a également pu constater des bénéfices à l'interdiction des visites. Le repos des mères et des enfants a pu être optimal. La mise en place de l'allaitement est sereine quand les mamans y accordent toute leur attention et ne sont pas stressées par le planning des visites. Dans des situations médicales complexes, où le séjour de la mère et du nouveau-né devait être prolongé, des autorisations exceptionnelles ont été données pour des visites, notamment celles de la fratrie.

LES VISITES DES AÎNÉS À LA MATERNITÉ

Gardant l'espoir d'un avenir sanitaire plus apaisé, voici quelques conseils pour les visites des aînés.

L'ambivalence dans laquelle l'aîné ou les aînés accueilleront le nouveau-né est toute naturelle. Il faut accepter les moments de jalousie et ne pas les stigmatiser : « Regarde comme ton petit frère ou ta petite sœur est sage », alors que l'aîné s'impatiente dans une chambre de maternité étriquée, surchauffée, parce que c'est bien connu, hiver comme été, dans les hôpitaux et les cliniques, il fait toujours trop chaud ! C'est une scène typique de la maternité : le tout-petit dort dans son berceau, tout mignon, tout beau, tout propre, tandis que l'aîné, rentrant de l'école, fatigué, sale et grognon, sème des miettes de son goûter par terre et saute sur place ! Il n'y a rien d'autre à faire de mieux, alors, que de quitter la chambre !

La visite traditionnelle à la maternité peut être un moment court et il est important de choisir le bon moment. La fin de journée n'est probablement pas idéale pour l'enfant. Souvent, c'est le meilleur moment pour les parents qui est retenu, sans forcément penser à ce qui serait le mieux pour l'aîné. Décider de venir voir le bébé et sa maman le matin, au lever, avant d'aller à l'école, peut néanmoins s'organiser.

La plupart des maternités n'autorisent pas les visites le matin, sauf pour les papas et la fratrie. L'idée d'aller voir maman et le bébé avant d'aller à la crèche ou à l'école est donc possible. Elle permet à l'enfant d'être dans un moment « lumineux » de sa journée. Une visite matinale courte, après laquelle chacun vaque à ses occupations !
En choisissant ce moment de la journée, vous pourrez également valoriser votre aîné : il pourra arriver exceptionnellement en retard à l'école et annoncer la bonne nouvelle à toute sa classe !

Quand les proches sont nuisibles

Tic, tac ! Le compte à rebours a commencé ! Vous avez neuf mois (ou presque !) pour :

- faire un break avec votre copine déprimante qui ne se remet pas de son accouchement difficile et ne se lasse pas de vous en faire le récit détaillé ;

- faire un break avec votre copine parfaite qui, elle, a pris très peu de kilos, continué les Pilates, la natation, le vélo d'appartement, de travailler et d'élever ses trois premiers sans sourciller pendant sa dernière grossesse ;

- vous mettre dans le cocon que vous choisirez et prendre de la distance avec les nuisibles qui vous font douter et vous font perdre votre confiance. Il ne sera jamais trop tard pour revenir vers eux après la grossesse pour prendre ce qu'ils ont de meilleur à vous donner !

Mamans, belles-mamans, bonnes mamans

Pendant la grossesse, certaines femmes subissent une pression familiale importante. Il existe chez certaines futures grands-mères une envie (le plus souvent inconsciente) de s'approprier la grossesse et le nouveau-né. Cela peut s'exprimer par des achats compulsifs et excessifs, des coups de fil ou des visites envahissantes et sans limites.

« Pendant la grossesse, certaines femmes subissent une pression familiale importante. »

Cela peut également s'exprimer par un contrôle permanent de tous les faits et gestes de la future maman : tout ce qu'elle fait et ce qu'elle mange est passé au crible.

Ces situations ne sont pas faciles à régler et sont parfois conflictuelles dans le couple. Il est donc important d'éteindre rapidement le feu et de fixer des limites à l'atteinte de votre liberté.

Il est également assez facile de savoir quelle mère ou quelle belle-mère aura ce profil « envahissant ». Si celle-ci se permet, avant toute annonce de grossesse, de demander si un projet de grossesse est en cours ou encore d'exprimer qu'il « serait peut-être temps d'y penser », alors fuyez hors du département !

« Si vous n'avez pas réussi à fuir, il faudra habilement fixer des limites et imposer vos choix, pour vous-même et pour l'enfant à naître. »

Si vous n'avez pas réussi à fuir, il faudra habilement fixer des limites et imposer vos choix, pour vous-même et pour l'enfant à naître. Quand l'enfant est né et la fatigue installée, les situations tendues ne font que s'envenimer.

Parfois, la famille est présente dans la chambre de la maternité avant même que la mère et l'enfant ne soient revenus de la salle d'accouchement. Prévoyez pour votre séjour à la maternité des temps de visite spécifiques et de courte durée. J'ai parfois vu des mamans accoucher au petit matin après une nuit blanche et leur chambre remplie de visiteurs à 15 heures !

Envisagez de ne pas vous laisser voler les premières heures, ces moments précieux où vous découvrez votre enfant. Si vous avez choisi d'allaiter, les premières tétées sont aussi très importantes. Le positionnement du bébé et de la maman sont essentiels pour que tout se déroule au mieux. Ce sont des moments qui nécessitent de l'intimité et, éventuellement, les conseils avisés des sages-femmes ou des auxiliaires de puériculture.

S'il est compliqué pour vous d'imposer des heures de visite, vous pouvez demander au personnel de la maternité de mettre une pancarte sur votre porte : « Pour les visites, s'adresser à la sage-femme », ou « Maman et bébé se reposent, ne pas déranger ». Une pancarte fait comprendre poliment que ce n'est pas le moment sans avoir à se justifier !

Surtout, prévoyez de ne laisser votre portable allumé que quelques heures dans la journée pour vous recentrer sur l'essentiel.

Mon bébé, ma bataille !

Il faudra parfois habilement fixer des limites et imposer vos choix, pour vous-même et pour l'enfant à naître.

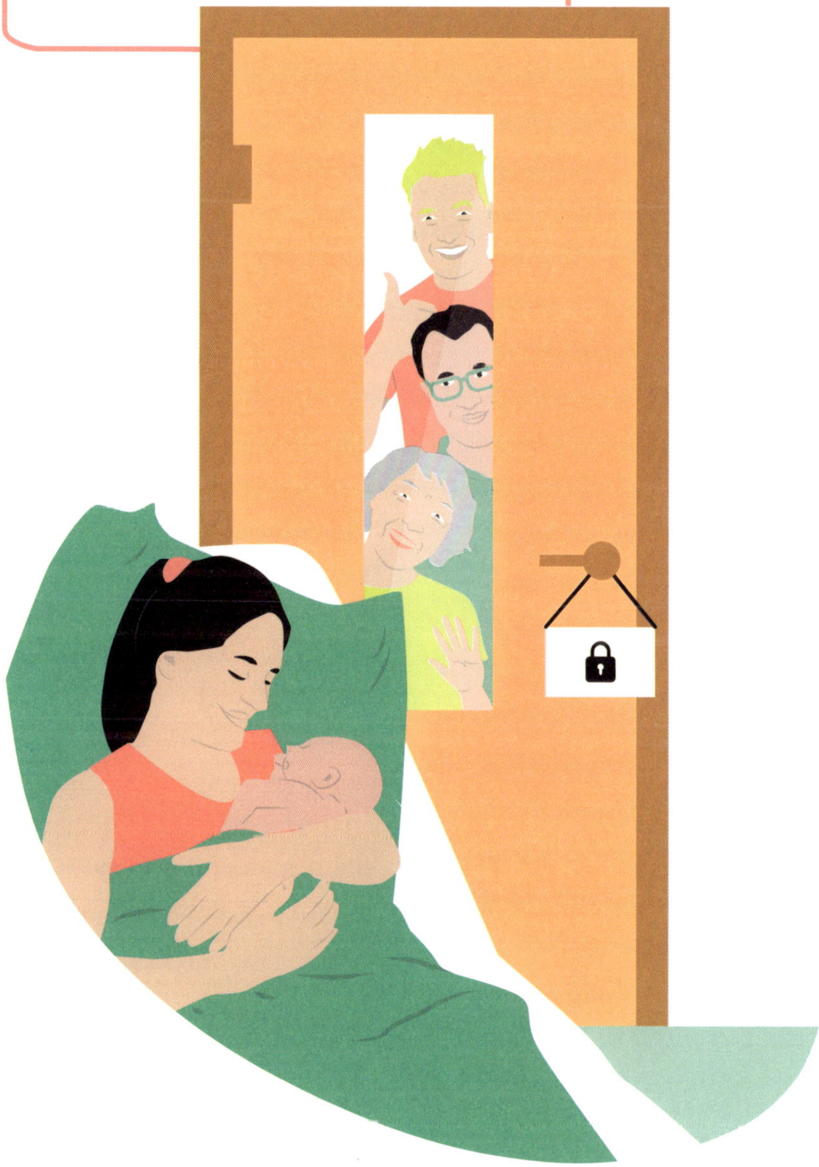

Le père, l'amoureux, l'ex, le futur ex dangereux

La grossesse est un facteur de risque de survenue de violences conjugales. Ces neuf mois peuvent être le moment des premières violences. Même si cela paraît très difficile à comprendre, l'arrivée d'un nouvel être peut faire perdre le contrôle… L'homme violent accepterait difficilement l'arrivée du bébé, se sentirait exclu du duo mère/enfant…

Les violences conjugales exposent à des complications de la grossesse : augmentation du taux de fausse couche du premier trimestre, de la prématurité et du retard de croissance. Les professionnels qui suivent la grossesse ne sont pas toujours bien informés sur ce sujet et, parfois, ne savent pas aiguiller les patientes. Et pour les médecins et sages-femmes sensibilisés, le créneau pour dépister et orienter les femmes qui subissent des violences est difficile à saisir. Il faut déclarer les violences pour protéger la future maman et pour protéger l'enfant à naître. La naissance de l'enfant est souvent une phase de « pardon » pour la femme qui les a subies, l'enfant apaisant transitoirement les difficultés. Le professionnel qui reçoit la confidence de violences conjugales doit orienter la patiente vers l'assistante sociale de la maternité. Celle-ci aide la patiente à effectuer toutes les démarches pour sa protection et l'informe du numéro de téléphone gratuit (3919) à sa disposition de 9 heures à 22 heures du lundi au vendredi et de 9 heures à 18 heures les samedis, dimanches et jours fériés. Toute femme peut accoucher dans une maternité en demandant d'être mise en « confidentialité ». Ainsi, elle n'apparaît sur aucun listing d'hospitalisation. À moins de prévenir elle-même son entourage, elle peut ne recevoir aucune visite.

« Le professionnel qui reçoit la confidence de violences conjugales doit orienter la patiente vers l'assistante sociale de la maternité. »

NOTRE PETIT NID DOUILLET

Le déménagement

La femme enceinte déménage, presque par définition !

Avec le projet d'enfant vient souvent le projet de déménagement. Les deux sont envisageables, mais il faut étudier raisonnablement le second ! Les adeptes de la maîtrise de « tout » doivent prendre un peu sur elles. Rien n'est ergonomique ni pratique dans le déménagement. La grossesse ne l'est pas toujours non plus. Les deux réunis peuvent donner des contractions…

Un conseil : ne vous fixez pas l'objectif que tout soit parfait avant la naissance. Le nouveau-né dort beaucoup et n'a que très peu de besoins matériels. Pour le rangement et la perfection, on en reparle après la naissance !

Le monde merveilleux de la puériculture

Gare aux arnaques ! Les catalogues et sites de puériculture vous font croire que le tout-petit a besoin de mille choses, mais c'est faux ! La poussette n'est pas indispensable et la table à langer non plus. Acheter neuf n'est aujourd'hui plus d'actualité. Oubliez donc la liste de naissance dans les grandes enseignes de puériculture : onéreuse et inutile, voire toxique !

« Un conseil : ne vous fixez pas l'objectif que tout soit parfait avant la naissance. »

Il vous faudra des langes, idéalement en coton bio et à laver avant utilisation. Ne lésinez pas sur la quantité, car ils peuvent servir à tout : de foulard pour cacher ce sein qu'on ne saurait voir si vous allaitez « en public », pour essuyer les régurgitations, pour protéger toutes les surfaces qui peuvent être souillées par celles-ci, improviser n'importe où une table à langer, d'écharpe à mettre autour de votre cou si vous avez froid, de tissu pour emmailloter votre bébé… Plus vous les laverez, plus ils seront doux !

Pour coucher bébé, sortez des clichés ! Une nacelle, un berceau et un lit à barreaux... Rien d'absolument nécessaire avant l'arrivée du bébé ! Vous pourrez opter pour un berceau en carton ou un couffin. Par expérience, le berceau en carton est très solide, joli, pratique et écologique. La plupart sont pliables et logent à plat dans le coffre sans l'encombrer.

L'écharpe de portage en coton bio est aussi bien pratique. Prévoyez quelques séances sur Internet ou dans des cours de portage, de plus en plus répandus, pour vous entraîner.

Les couches sont bien sûr indispensables. Vous verrez celles qui vous conviennent le mieux. Toutefois, quand vous achetez des couches de grandes marques ou premiers prix que l'on trouve en tête de gondoles des grandes surfaces, sachez que vous mettez de multiples substances toxiques sur les fesses de votre bébé. Ne préjugez pas que les couches lavables sont plus chères et informez-vous avant de rejeter cette idée.

FOCUS

QUELQUES RESSOURCES ÉCLAIRANTES

• Promenez-vous sur le blog « bebezerodechet.com » pour le liniment maison, les lingettes lavables et de précieux conseils de sages-femmes écoresponsables !

• Visitez le site French Poupon pour ses berceaux évolutifs, en carton notamment.

• Lisez l'article sur les couches écologiques dans le « magazeen » du site Greenweez. Cet article très clair vous donnera tous les critères nécessaires pour choisir les meilleures couches pour votre bébé.

Profitez de votre grossesse pour renaître, améliorer votre environnement et celui de votre enfant.

On l'a vu, la grossesse est l'occasion de revoir le contenu de son assiette, le contenu de son habitat. Redéfinissez vos essentiels à la maison et au travail, vis-à-vis de vous-même et des autres. L'important est de respecter les choix que vous faites et de ne pas être dans l'ambivalence de ces choix à cause des autres.

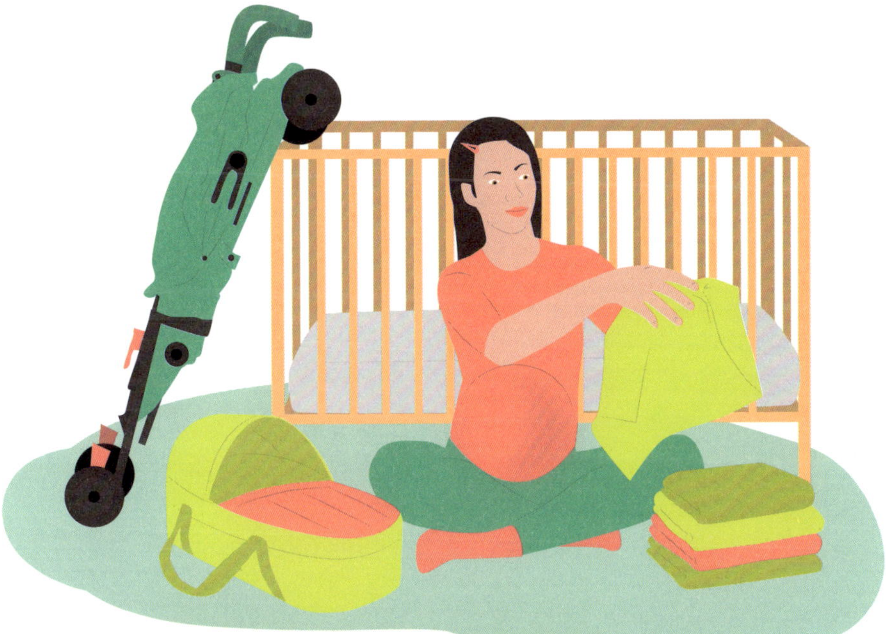

Le monde merveilleux (ou pas !) de la puériculture

Les catalogues et sites de puériculture vous font croire que le tout-petit a besoin de mille choses, mais c'est faux ! Allez à l'essentiel.

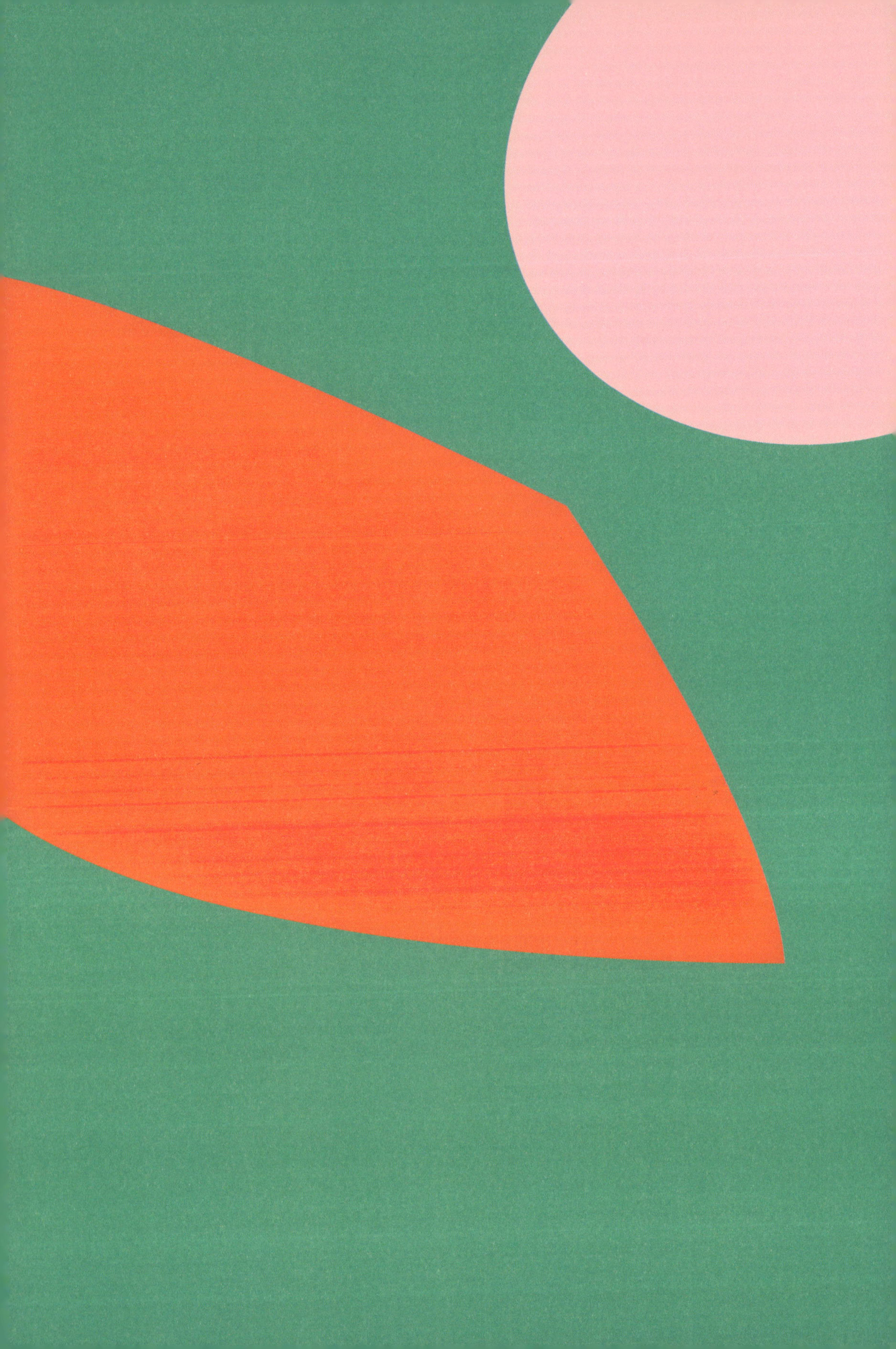

QUI, QUE, QUOI ?
MA GROSSESSE
PAS À PAS

Comment va se dérouler mon suivi de grossesse ? Qui va s'en charger ? Que peut-il m'arriver maintenant ? Ici, je vous balise le chemin de votre grossesse en vous expliquant les étapes incontournables de votre suivi ainsi que les petits et gros tracas auxquels vous pouvez être exposée.

LES CONSULTATIONS : LES ÉTAPES CLÉS DE MON SUIVI DE GROSSESSE

Je me repère

C'est tous les combien ?

Pour la plupart des patientes, une consultation de suivi par mois est programmée. Cette consultation vérifie la tension artérielle, le pouls et le poids. La croissance du bébé est évaluée par la mesure de la hauteur utérine. Le médecin ou la sage-femme utilise un mètre de couturière pour mesurer la distance entre l'os du pubis et le fond de l'utérus. Lors de chaque consultation, la vitalité de l'enfant sera recherchée par l'écoute des bruits du cœur et on vous demandera également si vous ressentez des mouvements du bébé. C'est un examen général et gynécologique.

« Lors de chaque consultation, la vitalité de l'enfant sera recherchée par l'écoute des bruits du cœur. »

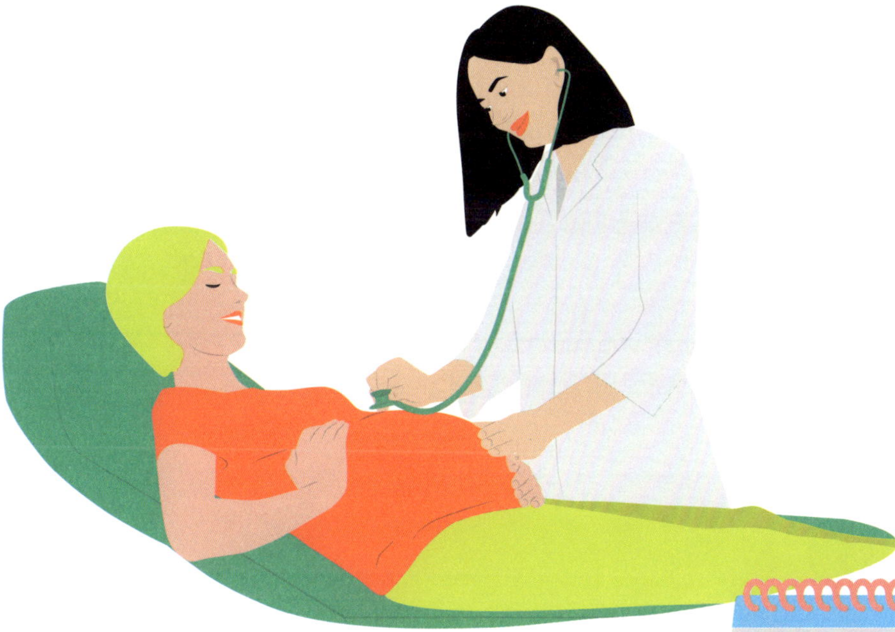

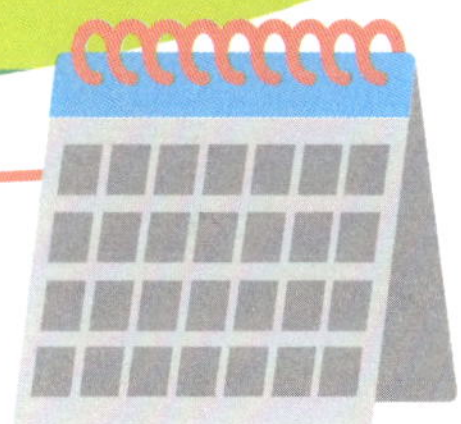

Les étapes clés du marathon

12 SA : première écho
22 SA : deuxième écho
32 SA : troisième écho

+ 1 consultation de suivi par mois

Nom de code : SA

Votre médecin ou votre sage-femme parle en semaines d'aménorrhée (SA), c'est-à-dire en semaine sans règles. Il est utile de maîtriser ce terme. En effet, toutes les étapes clés sont fixées en semaine d'aménorrhée et non en mois. Le nombre de semaines de grossesse n'est pas utilisé en pratique. Il est pourtant facile de passer de l'un à l'autre : le nombre de semaines de grossesse, c'est le nombre de semaines d'aménorrhée moins deux.
De même, on se réfère toujours à la date des dernières règles (DDR), c'est-à-dire au premier jour des dernières menstruations. Cette date précède en théorie la date de début de grossesse (DDG) de quatorze jours.

Par exemple, le 30 mai, une femme enceinte dont la DDR est le 16 avril (ou la DDG le 30 avril), est à six semaines d'aménorrhée.

QUEL PROFESSIONNEL DE SANTÉ POUR LE SUIVI DE MA GROSSESSE ?

La Haute Autorité de santé (HAS) a répondu clairement à cette question en détaillant le niveau de risque des femmes enceintes en fonction de leurs antécédents et des éventuelles complications des grossesses antérieures.

Si vous n'avez pas de problèmes de santé susceptibles de compliquer votre grossesse, une sage-femme ou un médecin généraliste peut la suivre. Actuellement, les généralistes ont beaucoup de travail et ne sont pas souvent disponibles pour ce suivi. Toutefois, certains d'entre eux sont bien formés et s'en chargent. Si votre généraliste ne suit pas votre grossesse, il vous orientera vers le professionnel de santé, gynécologue ou sage-femme, le plus adapté à votre situation. Il pourra également vous prescrire les premiers examens.

Si votre précédente grossesse s'est compliquée d'une menace d'accouchement prématuré, d'une prééclampsie (maladie hypertensive artérielle de la grossesse) ou encore si vous avez donné naissance à un enfant de petit poids, il est préférable d'être suivie par un obstétricien. Par exemple, si vous avez accouché prématurément, des examens seront faits au cours de la grossesse pour chercher à prévenir cette complication. Ils doivent être faits tôt : prélèvements vaginaux dès le premier trimestre et surveillance échographique du col dans des cas particuliers d'antécédent d'accouchement très prématuré. Toute patiente enceinte qui a connu une grossesse antérieure pathologique, pour une raison ou une autre, doit être orientée et bénéficier d'une prise en charge spécialisée par un gynécologue-obstétricien. Trop souvent, les patientes sont adressées tardivement sur le lieu choisi de leur accouchement avec des situations médicales qui auraient dû ou pu être mieux prises en charge si elles avaient été anticipées.

Si seul l'accouchement s'est compliqué (hémorragie, déchirures périnéales, césarienne en urgence), les premiers mois peuvent être suivis par une sage-femme ou un médecin traitant. Mais vous devrez rapidement être orientée vers la maternité de votre choix pour expliquer au plus tôt les difficultés que vous avez traversées. Un entretien médical doit intégrer cette complication dans la prise en charge de la fin de votre grossesse. Une préparation à l'accouchement permet d'améliorer au mieux le vécu de celui à venir.

Quelques dates à connaître

12 SA : date de la première échographie. L'embryon pèse 65 g environ.

22 SA : date de la deuxième échographie et terme de viabilité définie par l'Organisation mondiale de la santé (OMS). Le fœtus pèse à peu près 500 g. Ce terme de viabilité varie d'un pays à l'autre et ne signifie pas que les enfants qui naissent à ce terme vivront. C'est une notion complexe qui a beaucoup évolué au fil du temps. Actuellement, en France, sont pris en charge en réanimation néonatale les prématurés à partir de 24-25 SA. La prise en charge à ce terme est un long parcours, avec malheureusement beaucoup de complications et de décès dont les causes sont multifactorielles.

32 SA : date de la troisième échographie. Le fœtus pèse à peu près 1 900 g.

34 SA : au-delà de ce terme, si le travail se déclare, il n'y a plus d'indication médicale à arrêter les contractions. Cela signifie que, dans la plupart des cas, on laisse se poursuivre le travail et on vous laisse accoucher. Le nouveau-né pèse environ 2 000 g à ce terme et il est pris en charge dans le service pédiatrique de néonatalogie. C'est le cas jusqu'à 35-36 SA. Il y a aussi des services d'hospitalisation appelés « unités kangourou » : la mère et l'enfant sont dans un même lieu, mais c'est l'équipe de néonatalogie qui s'occupe des soins du bébé et non le service de la maternité.

37 SA : C'est l'étape à partir de laquelle l'enfant n'est plus considéré comme prématuré.

41 SA : C'est le terme ! Au-delà, on parle de grossesse prolongée.

Les poids évoqués ici sont indicatifs. Difficile de ne pas les donner, car c'est une attente fréquente des futurs parents. À peine la sonde d'échographie posée sur le ventre, les parents demandent en général le poids du bébé et son sexe !

Pour autant, il ne faut surtout pas faire une fixette sur ces « poids attendus », car leur variabilité est importante d'une personne à l'autre et d'une semaine sur l'autre. Par exemple, si votre troisième échographie est programmée à 31 SA, votre bébé sera plus proche de 1 500 g que de 1900 g.

« Quand les parents demandent quel poids fera le bébé à terme, il est difficile de répondre. »

De la même manière, quand les parents demandent quel poids fera le bébé à terme, il est difficile de répondre. L'échographie n'est pas une balance ! Le poids est une estimation faite à partir de trois mesures : tête, abdomen et fémur. L'échographe donne un résultat avec une marge d'erreur importante de 10 %. De plus, la plupart des femmes accouchent entre 37 SA et 41 SA et la prise de poids du bébé sur cette période est très variable : il y a ceux qui grossissent beaucoup, voire trop, et ceux qui grossissent peu ou stagnent. En moyenne, il faut compter environ 200 g par semaine sur cette période.

La première consultation : le check-up complet !

Vous êtes au deuxième mois de grossesse, c'est-à-dire entre la septième et la dixième semaine d'aménorrhée. Cette consultation permet de connaître tout ce qui vous concerne ou presque, afin de définir le niveau de risque pour la grossesse en cours. Elle permet de vous proposer un suivi adapté et personnalisé.

« Cette consultation permet de connaître tout ce qui vous concerne ou presque, afin de définir le niveau de risque pour la grossesse en cours. »

Si vous avez été opérée, si vous voyez un spécialiste régulièrement pour une pathologie, si vous avez déjà accouché, vous pouvez apporter les documents médicaux en rapport avec ces antécédents.

Si vous avez des allergies et que vous avez fait des tests, il est également important de les amener. Apportez aussi votre dernier frottis et votre carte de groupe sanguin. Si vous n'en avez pas ou si elle est périmée, une prise de sang vous sera prescrite à cet effet. Il sera important d'avoir toujours cette carte sur vous lors des futures consultations, qu'elles soient programmées ou urgentes.

Les antécédents particulièrement importants sont ceux qui concernent le cœur et les vaisseaux. En effet, le risque cardiovasculaire augmente pendant la grossesse, d'autant plus s'il y a un terrain familial. Les pathologies en question sont : l'hypertension artérielle, l'accident vasculaire cérébral, l'infarctus du myocarde, la phlébite et l'embolie pulmonaire. Ces deux dernières sont des thromboses veineuses : des caillots se forment dans les veines profondes. Vos antécédents familiaux vous seront également demandés. Signalez surtout ceux de vos parents et de vos frères et sœurs. Le diabète de votre arrière-grand-tante n'aura pas d'impact sur votre grossesse. Par contre, il vous faudra signaler toute maladie connue pouvant être éventuellement transmise d'une génération à une autre : anomalies cardiaques par exemple, ou cas de cancers chez des sujets jeunes.

« Il est également nécessaire pour le professionnel que vous consultez d'en savoir plus sur votre environnement familial et professionnel ainsi que sur vos habitudes de vie. »

Il est également nécessaire pour le professionnel que vous consultez d'en savoir plus sur votre environnement familial et professionnel ainsi que sur vos habitudes de vie.

Concernant l'environnement familial, je suis surprise de voir les patientes s'étonner quand je leur demande : « Monsieur a-t-il des enfants d'une précédente union ? Si oui, sont-ils en bonne santé ? Quel est le mode de garde ? ». Ces questions ont de l'importance. Il y a des familles recomposées où tout va bien, mais il y a aussi celles où tout est compliqué. Dans ce cas, les répercussions sur la stabilité psychologique de la femme sont évidentes et peuvent s'accentuer lors de la grossesse. L'existence d'un enfant d'une union précédente signifie que le papa a déjà eu cette expérience. Il peut avoir des angoisses à exprimer sur ce vécu. Le professionnel qui suit votre grossesse doit ainsi vérifier qu'il n'y a aucun « dossier » bien enfoui et trop lourd à porter autour de cette situation afin de vous accompagner au mieux pendant ces neuf mois.

Les problèmes de santé des enfants issus de précédentes unions doivent également être pris en compte pour évaluer les répercussions sur l'équilibre familial de l'enfant à naître. La santé du papa est également importante à connaître : taille, groupe sanguin, prise de médicaments, tabagisme, consommation de drogues ou addictions.

Le professionnel de santé ne doit pas être confondu avec la police. Il pose des questions pour faire son travail de prévention et avec pour seul objectif la santé de la mère et de l'enfant.

Un enfant peut être exposé au tabagisme passif de la mère ET du père ET des autres membres de la famille. Notre rôle est de prévenir ses effets nocifs et d'aider les familles à assainir leur environnement et leurs habitudes de vie. Il m'est arrivé de lire des examens de biologie qu'une patiente me confiait en sentant l'odeur de tabac qui imprègne le papier !

La première consultation évalue aussi l'environnement professionnel (voir p. 52).

L'interrogatoire s'intéresse enfin à la taille et au poids de la patiente. On calcule aussi l'index de masse corporelle (IMC, voir p. 28). S'il est trop faible ou trop élevé, les habitudes alimentaires seront évaluées par le praticien pour décider d'un possible recours à une diététicienne.

« Lors de la première consultation, vous avez également un examen clinique complet et notamment gynécologique. »

Lors de la première consultation, vous avez également un examen clinique complet et notamment gynécologique. Bien sûr, si votre suivi gynécologique a été réalisé peu de temps avant, il n'y a pas lieu de le refaire en l'absence de symptômes !

À la fin de cette première visite, il vous sera prescrit le bilan biologique de début de grossesse.

LE TOUCHER VAGINAL EST-IL NÉCESSAIRE À CHAQUE CONSULTATION ?

En l'absence de symptômes et d'antécédents gynécologiques notables, la réalisation d'un toucher vaginal (TV) a peu d'intérêt. Dans la plupart des pays anglo-saxons, on ne fait pas de toucher à chaque consultation. En France, la plupart des patientes s'attendent à en avoir un de manière systématique. Pourtant, le col est très postérieur (en arrière dans le bassin) pendant la grossesse et il est difficile à atteindre. Il subit aussi des modifications physiologiques qui le font saigner facilement.

L'ouverture et le raccourcissement du col sont des modifications qui, si elles se font sans contractions, ne sont pas systématiquement prédictives d'un accouchement prématuré. En France, les naissances prématurées concernent moins de 5 % des accouchements.

Il existe bien sûr des exceptions. Comme ces rares patientes chez qui on trouve, par hasard, un col dilaté à cinq centimètres, prêtes à accoucher alors qu'elles viennent de quitter le bureau comme si de rien n'était. Pas d'affolement, cette situation est rarissime !

En pratique, l'examen du col est nécessaire et indispensable si la patiente a des symptômes qui incitent à le pratiquer, comme des contractions ou une sensation de pesanteur douloureuse dans le bas-ventre.

Le train-train des consultations suivantes

Elles auront toutes le même schéma :

- interrogatoire sur vos symptômes ;
- lecture des examens de biologie que vous avez apportés ;
- lecture des échographies obstétricales si elles ont été réalisées par un autre professionnel ;
- prise de tension, pesée, palpation et hauteur utérine, toucher vaginal si nécessaire, puis examen orienté en fonction d'éventuels symptômes.

Le **dépistage de la trisomie 21** vous est proposé en fin de premier trimestre (voir p. 109).

Vers 22 SA, on vous prescrit le **bilan biologique du sixième mois** et le **dépistage du diabète gestationnel** si vous avez des facteurs de risque et s'il n'a pas déjà été diagnostiqué au premier trimestre. Au même moment, une **supplémentation en vitamine D** vous est prescrite.

Vers 36 SA, un prélèvement vaginal est réalisé de manière systématique pour dépister un germe appelé **streptocoque du groupe B.** Ce germe peut être présent sur la vulve ou dans le vagin sans symptômes pour les mamans, mais peut entraîner une infection du nouveau-né au moment de l'accouchement. Pas de panique si vous êtes porteuse ! Des antibiotiques vous seront administrés au moment où vous vous mettrez en travail ou bien si vous rompez la poche des eaux, même sans contractions. Certaines femmes sont très inquiètes d'être porteuses du germe en question. Une occasion de plus de culpabiliser et même de se sentir « sale », pour certaines... Un conseil : remisez ce sentiment au placard des culpabilités inutiles ! À mon sens, ce dépistage est une chance de notre époque, car beaucoup de nouveau-nés ont été infectés avant sa mise en place.

« Le dépistage de la trisomie 21 vous est proposé en fin de premier trimestre. »

La moins douloureuse : la consultation d'anesthésie

Elle est réalisée en général au cours du huitième mois. Elle peut être effectuée à tout moment en cas de complications entraînant la possibilité d'une anesthésie.

« Même si vous avez le projet d'accoucher sans péridurale, il est nécessaire de faire cette consultation. »

Même si vous avez le projet d'accoucher sans péridurale, il est nécessaire de faire cette consultation. En effet, une césarienne ou une hémorragie au cours de l'accouchement impliquerait systématiquement une prise en charge anesthésique.

Au cours de cette consultation, ce médecin effectue un nouvel interrogatoire et un examen clinique qui lui permet d'établir votre niveau de risque anesthésique : patiente à risque hémorragique ou difficile à perfuser, risque de difficultés techniques pour les patientes opérées du dos, obèses ou porteuses d'une anomalie squelettique type scoliose, par exemple.

Il évalue la faisabilité d'une anesthésie locorégionale : péridurale (cathéter laissé en place dans le dos avec possibilité d'effets sur plusieurs heures) ou rachianesthésie (une injection unique). Il vérifie également le réseau veineux en vue de la pose d'une perfusion.

QUAND Y'EN A PLUS, Y'EN A ENCORE : LA CONSULTATION DITE DE TERME

C'est la consultation le jour du terme si vous n'avez pas accouché. La grossesse peut être prolongée, selon les recommandations françaises, jusqu'au terme plus six jours si tout va bien. En pratique, d'une maternité à l'autre, le délai peut varier. Certaines équipes choisissent de déclencher l'accouchement à 41 SA et deux jours, d'autres à 41 SA et quatre jours, d'autres encore vont jusqu'à 41 SA et six jours.

Il est nécessaire d'être surveillée de manière optimale pendant cette période de « grossesse prolongée ». La quantité de liquide amniotique, l'enregistrement du rythme cardiaque fœtal, l'examen clinique de la maman avec tension artérielle et bandelette urinaire doivent être faits tous les deux jours sur cette période.

Un toucher vaginal toutes les 48 heures n'a aucun intérêt sauf si l'équipe médicale décide de déclencher le travail, auquel cas il faut connaître l'ouverture (ou non) ainsi que la consistance du col (dur ou mou).

NEUF MOIS DE BONHEUR TOTAL… OU PAS !

Je suis heureuse, mais je vomis !

Au début de la grossesse, certaines femmes sont gênées par quelques nausées, particulièrement le matin au lever ou en fin de matinée. L'imprégnation hormonale en est principalement responsable, mais d'autres facteurs influencent leur intensité. Parfois, le contexte de survenue de la grossesse aggrave ce symptôme, souvent quand elle n'est pas prévue ou mal acceptée. Le jeûne aggrave ces nausées. Pour pallier cet inconfort, il faut prendre le petit-déjeuner dès le lever, sans le différer et manger lentement des aliments facilement digestes (éviter notamment le jus d'orange très froid et les produits laitiers qui plombent l'estomac). Pour éviter le coup de barre de fin de matinée et les nausées qui vont avec, il faut prendre l'habitude de faire une minicollation (comme une poignée d'amandes ou de noisettes) pour attendre sereinement le déjeuner. Les repas à heures fixes sont conseillés pour éviter les fringales, les nausées et la prise de poids qui accompagne le grignotage compulsif. Certaines patientes sont très ennuyées par ce symptôme qui peut aller jusqu'à plusieurs vomissements par jour et nécessiter des prescriptions médicales, voire un arrêt de travail et même, dans des cas rares, une hospitalisation pour réhydratation.

« En général, les nausées disparaissent à la fin du premier trimestre. »

En général, les nausées disparaissent à la fin du premier trimestre. On peut les voir réapparaître plus tard, à la fin du deuxième trimestre ou début du troisième trimestre, par un mécanisme différent, le reflux gastro-œsophagien, qui est favorisé par le volume utérin et les acidités gastriques. Il peut être amélioré par de simples règles diététiques : manger en petites quantités, lentement, éviter la position allongée immédiatement après le repas ainsi que les aliments épicés ou gras. Associé à ces mesures, un médicament peut être prescrit pour ce symptôme.

Donnez-moi du sucre ! Le diabète gestationnel

Pendant la grossesse, la femme enceinte développe de manière physiologique une résistance à l'insuline, l'hormone naturellement sécrétée par le pancréas. Celui-ci devient fainéant et les sucres sont moins bien assimilés. À un stade plus avancé, c'est le diabète et il est indispensable d'y remédier. Les femmes le vivent parfois très mal : obligation de manger à heures fixes, de faire des collations après dîner alors qu'elles ont envie d'aller se coucher, de peser les aliments, de se piquer six fois par jour pour surveiller les glycémies, de ne plus voir qu'en rêve les délicieuses tartes aux fraises du pâtissier du coin... Oui, c'est contraignant, mais ce n'est QUE pour quelques mois. La plupart du temps, le diabète est dépisté vers le cinquième ou sixième mois et, plus rarement, lors de la première prise de sang en début de grossesse. Et si cela est fastidieux au début, les habitudes sont vite prises. Les contraintes du diabète gestationnel nécessitent parfois des réorganisations familiales profondes et une adaptation professionnelle, voire un arrêt de travail.

« Finalement, les contraintes du diabète gestationnel sont un avant-goût des habitudes que vous devrez prendre avec les enfants en bas âge. »

Quand le régime ne suffit pas ou ne suffit plus à équilibrer les glycémies, il faut de l'insuline. Le diabète est une maladie et vous ne pouvez pas tout maîtriser. L'insuline permet, dans la plupart des cas, de régler assez vite le problème des hyperglycémies. Vous apprendrez très vite à gérer la situation, et si c'est trop difficile, une infirmière et/ou une sage-femme peuvent effectuer des visites à domicile pour encadrer votre prise en charge. Avoir un diabète de grossesse ne signifie pas que vous resterez diabétique après l'accouchement ni que votre enfant le sera. À la naissance, les glycémies du nouveau-né seront surveillées, non pas pour dépister le diabète, mais pour vérifier qu'il ne fait pas d'hypoglycémie. De retour à la maison, cette surveillance ne sera plus nécessaire.

Finalement, les contraintes du diabète gestationnel, c'est-à-dire celles du régime et de l'hygiène de vie qui en découle, sont un avant-goût des habitudes que vous devrez prendre avec les enfants en bas âge : manger à heures fixes, prévoir un goûter et dîner pas trop tard !

Restez au lit, Madame ! Juste un petit peu… La menace d'accouchement prématuré

C'est la première cause d'hospitalisation des femmes enceintes. La mère en devenir atteint ici le summum de la culpabilité et avec un peu de malchance, un proche ou un professionnel de santé viendra aggraver ce sentiment !

Une menace d'accouchement prématuré est définie par des contractions utérines douloureuses et des modifications du col. Il y a un certain nombre de facteurs de risque établis, mais il y a beaucoup d'idées reçues qui culpabilisent et alitent la femme enceinte en altérant la relation mère-enfant.

En médecine, quelle que soit la spécialité, il y a très peu d'indications d'alitement. Celui-ci génère beaucoup d'effets indésirables comme la fonte musculaire, la dépression et la majoration du risque de phlébite.

« Après un épisode de menace d'accouchement prématuré traité, il n'y a aucune indication à rester scotchée au canapé ! »

Après un épisode de menace d'accouchement prématuré traité, il n'y a aucune indication à rester scotchée au canapé ! L'activité physique reste recommandée ! Nul besoin de descendre le lit au rez-de-chaussée si vous avez une maison à étage, car le pire est bien de modifier vos habitudes de confort. L'activité contractile de l'utérus a été traitée médicalement et si votre sortie d'hospitalisation est autorisée, ce n'est pas pour faire l'hôpital à la maison !

Bien sûr, il ne faut pas « pousser mémé dans les orties » et passer l'après-midi à tondre et bêcher le jardin une fois de retour chez vous. Il faut avoir une vie calme et du bon sens pour réagir correctement face aux symptômes ressentis. Par exemple, si vous passez une journée avec des contractions utérines après une nuit d'insomnie, il sera de bon ton de décliner l'invitation de tatie Monique pour faire du shopping à Montmartre le lendemain ! Bref, écoutez-vous et prenez de sages décisions !

Malheureusement, les professionnels donnent souvent des consignes très strictes de repos à des patientes terrorisées que leur enfant arrive avant l'heure. Ces femmes appliqueront au millimètre près, voire plus, les consignes du bon doc'.

Le pire des cas, c'est la menace d'accouchement prématuré d'une patiente qui travaille « encore » ! On lui dira allègrement qu'elle « en a trop fait » alors qu'il n'y a pas de lien scientifique prouvé entre accouchement prématuré et activité professionnelle, sauf peut-être au-delà de dix heures de travail par jour.

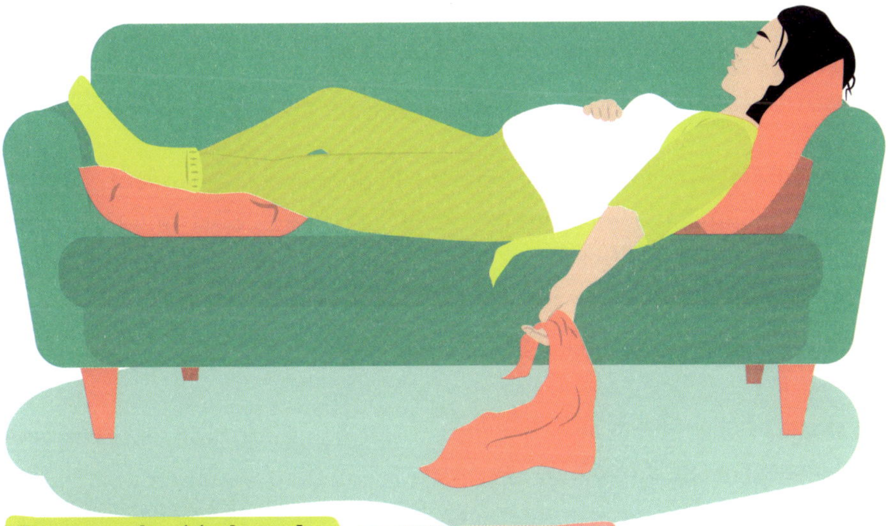

Restez au lit, Madame !

Il y a très peu d'indications d'alitement, car il génère beaucoup d'effets indésirables comme la fonte musculaire, la dépression et la majoration du risque de phlébite. À consommer avec modération !

Infections urinaires et plus si affinités !

Pendant la grossesse, il existe une hypotonie des voies urinaires : la « tuyauterie » est moins « tonique ». Il y a plus de risques d'infections urinaires et ces dernières ne donnent volontiers que peu ou pas de symptômes. La triade brûlures, douleurs et odeur des urines n'est donc pas forcément présente.

« Il y a plus de risques d'infections urinaires et ces dernières ne donnent volontiers que peu ou pas de symptômes. »

Si vous avez tendance à faire des cystites en dehors de la grossesse, il est important de le signaler au professionnel qui vous suit. Prévenez-le aussi si vous avez subi une chirurgie des voies urinaires dans l'enfance. Dans ces deux cas, l'infection urinaire sera dépistée par un examen d'urines mensuel appelé examen cytobactériologique des urines (ECBU).

La cystite est facile à traiter pendant la grossesse. Cependant, l'infection peut se compliquer et remonter jusqu'aux reins : c'est la pyélonéphrite. Elle se manifeste par de la fièvre, des douleurs lombaires et une analyse d'urine positive. Elle se traite par des antibiotiques en hospitalisation. Si la grossesse est avancée, le tableau peut se compliquer de contractions.

À chaque fois qu'une femme enceinte traverse une infection, des contractions utérines peuvent survenir et nécessiter l'ajout d'un traitement médical pour les arrêter.

D'un point de vue urinaire également, les femmes enceintes sont exposées plus fréquemment aux coliques néphrétiques. Il s'agit d'un obstacle sur les voies d'écoulement des urines qui entraîne une vive douleur lombaire. La douleur est très forte et nécessite souvent une hospitalisation. Il est alors conseillé de se coucher sur le côté qui n'est pas douloureux et d'avoir une bonne hydratation. Souvent, le calcul qui fait obstacle s'évacuera dans les urines dans une explosion de joie tellement le soulagement est intense ! Cet obstacle nécessite rarement de dériver les urines et l'intervention d'un chirurgien-urologue.

Je gonfle ! La prééclampsie

Il s'agit d'une pathologie de la grossesse qui associe de l'hypertension artérielle et une fuite anormale des protéines dans les urines qui peut se manifester par des œdèmes. C'est une pathologie liée au placenta. Typiquement, la future maman présente un visage bouffi, les chevilles, les pieds et les doigts gonflés, parfois d'un jour à l'autre. On associe aussi à ces symptômes une diminution du volume des urines.

C'est une pathologie qui survient la plupart du temps au troisième trimestre, plus rarement avant. Le traitement nécessite parfois des médicaments qui diminuent la pression artérielle. L'hospitalisation jusqu'à la naissance de l'enfant est quasi systématique, car il n'y a pas de traitement curatif. Cette pathologie nécessite une surveillance rapprochée de la mère et de l'enfant. On peut observer chez l'enfant un ralentissement de la croissance ou bien une diminution de la quantité du liquide amniotique. La décision de déclencher la naissance dans cette pathologie tient compte du terme, mais aussi de la tolérance de la maman et du bébé à cette situation. Si les signes se manifestent après 37 SA, la naissance sera provoquée. Avant ce terme, la décision est prise au cas par cas.

Un p'tit virus par-ci, un p'tit virus par-là

La grippe

On ne devrait voir que quelques cas de grippe chez la femme enceinte. Malheureusement, la couverture vaccinale de la grippe chez les femmes enceintes en France est médiocre. Pourtant, la vaccination est hautement recommandée chez les femmes enceintes. Tous les ans, des femmes enceintes vont en réanimation pour des états grippaux graves compliqués de pneumopathie. LA VACCINATION EST DONC RECOMMANDÉE POUR TOUTES LES FEMMES ENCEINTES. Il n'y a pas de contre-indication. Il n'y a QUE des indications.

Il est nécessaire d'être vaccinée en octobre ou novembre, car l'immunité n'est acquise qu'après une quinzaine de jours environ. Une seule injection suffit. Au troisième trimestre de la grossesse, la vaccination protège également le nouveau-né après sa naissance. Si vous avez des symptômes grippaux pendant la grossesse, notamment fièvre et courbatures avec un rhume ou une toux, il est nécessaire de consulter un médecin. Si vous êtes à la fin du deuxième ou au troisième trimestre, une consultation en urgence à la maternité s'impose. Il est très important de signaler dès votre arrivée ces symptômes afin que l'on vous donne un masque pour ne pas contaminer d'autres personnes. En l'absence de signes de gravité et si l'examen obstétrical est normal, vous pourrez rentrer à la maison. Il est alors très important de traiter la fièvre par une prise régulière de paracétamol à raison d'un gramme par prise trois ou quatre fois par jour. En effet, la fièvre est source de contractions utérines et d'augmentation du rythme cardiaque du bébé. Il faut également s'hydrater davantage. Les symptômes de la grippe peuvent être sensiblement identiques à ceux de l'infection par le coronavirus.

« Si vous avez des symptômes grippaux pendant la grossesse, notamment fièvre et courbatures avec un rhume ou une toux, il est nécessaire de consulter un médecin. »

La gastro-entérite

Elle touche également la femme enceinte. Les symptômes sont les mêmes qu'en dehors de la grossesse : troubles du transit avec ou sans fièvre et douleurs abdominales dans une période d'épidémie, possible tout au long de l'année. Comme pour la grippe, consultez si vous avez de la fièvre. Si les troubles digestifs entraînent une intolérance alimentaire totale pendant plus de 24 heures, il est indispensable de consulter en urgence, car une hydratation intraveineuse et une surveillance obstétricale seront alors nécessaires.

Pour prévenir la diffusion virale, il faut être consciencieux sur le lavage des mains et utiliser les solutions hydro-alcooliques, éviter de serrer la main et d'embrasser pour se saluer. L'épidémie de Covid-19 aura permis que ces gestes barrières soient connus de tous. On voit ainsi diminuer les épidémies de grippe et de gastro-entérites.

VITE, C'EST URGENT !

Le suivi de grossesse, aussi consciencieux soit-il, n'empêche pas la survenue de complications. Aussi, il vous faut connaître certains signes qui doivent vous faire consulter en urgence : maux de tête qui ne cèdent pas avec la prise de paracétamol (Doliprane, Efferalgan), fièvre, prise de poids brutale, diminution du ressenti des mouvements du bébé, augmentation soudaine du volume abdominal, difficulté à respirer, démangeaisons intenses ou tout ce qui vous semble inhabituel.

Il est judicieux d'enregistrer le numéro qui permet de joindre les urgences obstétricales dans votre portable et dans celui de votre conjoint dès que vous choisissez votre maternité. Si vous êtes suivie dans un cabinet privé, vous pouvez téléphoner à ce professionnel en premier lieu. Celui-ci a normalement dû vous conseiller sur la manière de procéder en cas d'urgence en dehors des heures d'ouverture. Si vous avez un problème de santé que vous jugez indépendant de la grossesse, il faut consulter votre médecin traitant.

Enfin, vous pouvez composer le 15 comme pour toutes les urgences médicales.

L'infection à coronavirus

L'année 2020 a été marquée par la crise sanitaire du Covid-19. D'un point de vue médical, très peu d'informations sont disponibles concernant les conséquences de l'infection à Covid-19 chez la femme enceinte. Pour la future maman, comme pour le reste de la population, l'infection est d'autant plus sévère qu'il y a des fragilités préexistantes à l'infection, notamment l'obésité, l'hypertension artérielle et un âge maternel avancé. Le tabagisme augmente également les risques de formes graves.

Les femmes enceintes qui présentent des formes graves sont plus souvent au troisième trimestre de la grossesse. Ce constat est probablement en lien avec les modifications mécaniques de la respiration en fin de grossesse (augmentation du volume abdominal, diminution de la mobilité du diaphragme et de la capacité pulmonaire) ainsi qu'avec des facteurs immunologiques (diminution des capacités à se défendre face aux infections).

Les femmes enceintes qui ne présentent aucun signe de gravité n'ont pas besoin de rester hospitalisées si elles sont infectées par le coronavirus. Les maternités organisent leur surveillance par téléphone.

On constate que les bébés nés de mamans infectées par le coronavirus se portent bien.

L'accouchement par voie basse n'est pas contre-indiqué si la maman est infectée par le coronavirus. La mère n'est pas isolée de l'enfant à la naissance (ouf !) et elle peut allaiter si elle le souhaite, car le virus ne passe pas dans le lait.

Au retour à la maison, beaucoup de questions émergent autour de l'organisation de la famille et des visites au domicile.

Dans l'état actuel des connaissances, les enfants semblent développer peu de formes graves. Il est important, malgré tout, d'appliquer certaines mesures de prévention avec votre nouveau-né afin de poursuivre les câlins, le « peau à peau », l'allaitement ou bien pour pouvoir donner le biberon en toute sécurité.

Certaines mesures étaient déjà conseillées avant la pandémie du Covid-19. Cette épidémie a permis qu'elles prennent tout leur sens :

- lavez-vous bien les mains avant et après les contacts avec votre enfant ;
- l'allaitement maternel reste recommandé dans ce contexte ;
- ne mettez pas la tétine de votre enfant dans votre bouche ;
- le port du masque est indiqué uniquement en présence de symptômes respiratoires, mais jamais pour votre nouveau-né ;
- respectez les mesures d'hygiène et les gestes barrières indispensables.

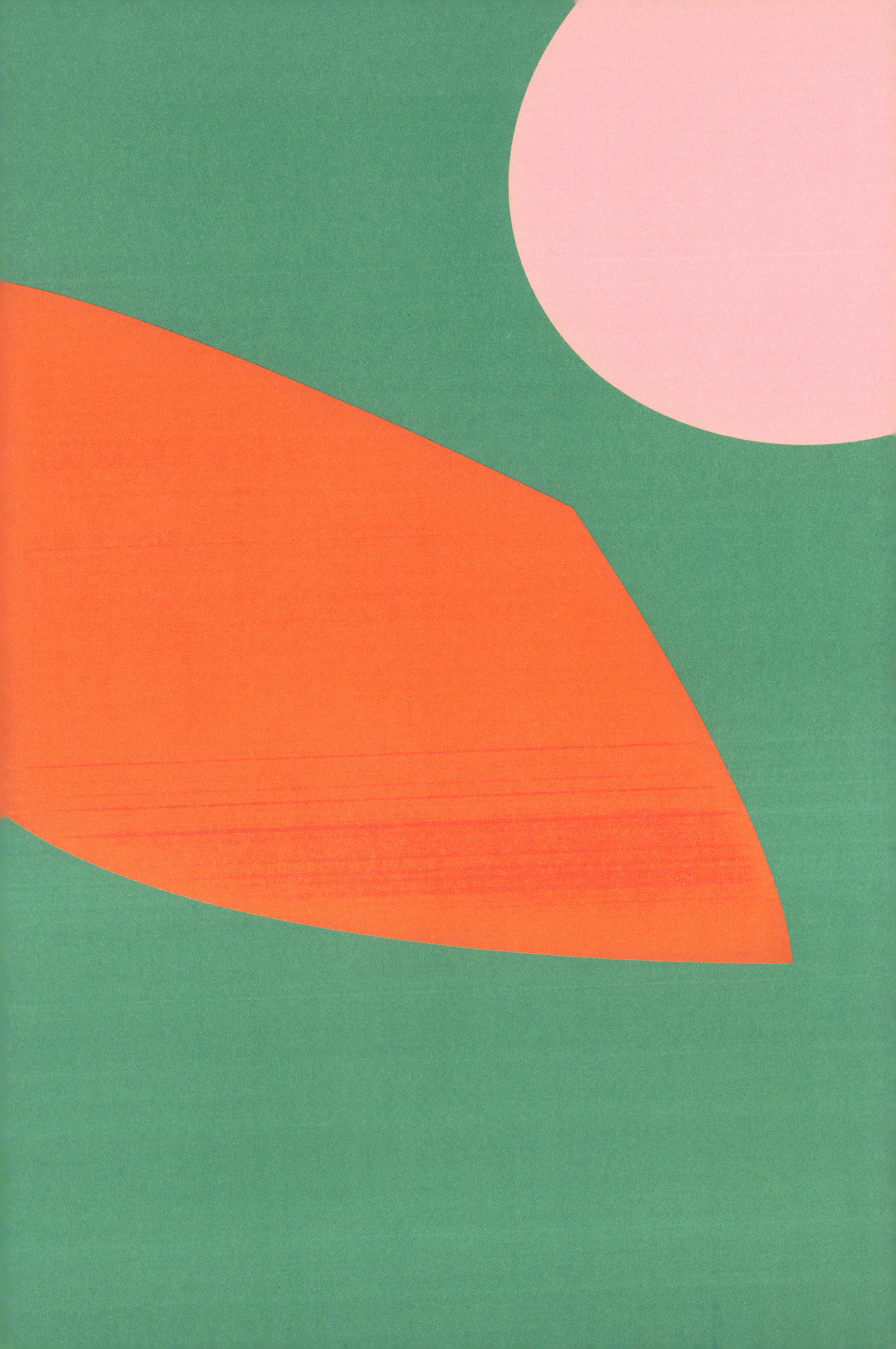

LA SURVEILLANCE DE MON BÉBÉ : ÉCHOGRAPHIES ET DÉPISTAGE DE LA TRISOMIE 21

Les échographies de la grossesse sont des rendez-vous très attendus par les futurs parents. L'objectif de l'examen échographique est de surveiller le développement du fœtus, notamment sa croissance, l'aspect de ses organes, de ses membres, mais aussi sa vitalité. Les échographies se déroulent lors d'un rendez-vous médical qui leur est dédié, souvent à un moment différent des consultations.

COMBIEN D'ÉCHOGRAPHIES ET À QUEL MOMENT ?

Il y a trois échographies recommandées pendant la grossesse : celle de **12 SA** (troisième mois), celle de **22 SA** (cinquième mois, dite « morphologique »), celle de **32 SA** (septième mois, dite de « croissance »).

Vous devez signer un consentement pour bénéficier de ce dépistage échographique ainsi que pour celui de la trisomie 21. Votre signature atteste d'une démarche d'information complète au sujet de cet examen. Vous êtes aussi informée de son caractère non obligatoire.

Ce sont des médecins (gynécologue, radiologue) ou des sages-femmes qui effectuent ces échographies. Cette imagerie utilise des ultrasons qui n'ont pas d'effets nocifs connus sur l'enfant et la mère. Elle permet de voir le fœtus en deux dimensions et même, parfois, en trois dimensions. Les images sont en noir et blanc et correspondent à des « coupes » du fœtus. On vérifie ainsi sa croissance, la normalité des structures cérébrales, la morphologie cardiaque…

« Elle permet de voir le fœtus en deux dimensions et même, parfois, en trois dimensions. »

Vous pouvez avoir un certain nombre d'échographies « supplémentaires » :

- **Une échographie dite « de datation »** avant 12 SA, si vous ne connaissez pas la date de vos dernières règles, si vous avez des cycles irréguliers, si vous saignez au premier trimestre ou, parfois, systématiquement pour un certain nombre de professionnels qui ont un appareil d'échographie dans le cabinet. À ce sujet, la quantité des examens ne fait pas leur qualité et penser que la grossesse est mieux suivie, car il y a « un petit coup d'écho » à chaque consultation est une erreur. Ces examens doivent répondre à un « cahier des charges » et la multiplication des examens d'échographie « sauvages » ne permet pas un meilleur suivi.

- Une échographie dite « de contrôle de croissance », parfois entre l'échographie de 22 SA et celle de 32 SA, ou après celle de 32 SA. Cette échographie peut être recommandée si le bébé est dans la limite haute ou basse des courbes de croissance.

- **Une échographie dans un centre de référence de diagnostic anténatal.** Les centres de diagnostic anténatal sont des centres experts publics ou privés. Les médecins qui y exercent sont des référents en médecine fœtale. Une échographie de ce type est indiquée si une anomalie est dépistée lors des échographies standards ou s'il existe une pathologie familiale transmissible pour laquelle un diagnostic anténatal est possible, par exemple une malformation cardiaque.

L'ÉCHOGRAPHIE DES DEUX CÔTÉS DE LA LORGNETTE

Émotions vs concentration

Pour les futurs parents, les échographies sont des moments précieux : l'enfant apparaît sur un écran et sort, durant quelques instants, de leur imaginaire pour prendre vie. C'est le moment où ils peuvent voir les mouvements du bébé, s'attendrir devant son joli profil et lui trouver des ressemblances.

« Du côté des parents, c'est un moment précieux chargé d'émotions. Du côté du professionnel, c'est la chasse aux anomalies qui demande une concentration extrême. »

Du côté du professionnel, c'est la chasse aux anomalies. Le bébé est scanné de la tête aux pieds avec une intense concentration. Du côté des parents, c'est un moment précieux chargé d'émotions.

Les patientes sont parfois déçues du comportement froid ou distant de l'échographiste, ou bien blessées parce qu'il a refusé la présence d'une personne en plus du conjoint : fratrie, grand-mère... Mal informé, on pourrait croire que l'échographie est une séance de cinéma ouverte à tous... Au contraire, c'est un moment d'intimité durant lequel le médecin ou la sage-femme a besoin de toutes ses capacités de concentration. En plus, le fœtus n'est pas toujours dans la bonne position ou dans le bon sens et peut bouger en cours d'examen. C'est donc un examen difficile. Par ailleurs, tout doit être mis en œuvre pour que vous soyez bien installée. Les examens échographiques durent entre 20 et 30 minutes. Les jambes doivent être décroisées. Une position inadéquate ou douloureuse, notamment en bas du dos, entraîne une tension et une contraction des muscles de l'abdomen. Cela peut aller jusqu'au malaise lors de l'échographie du troisième trimestre. Si vous sentez que vous n'êtes pas bien installée pour l'examen, signifiez-le au praticien, car la tension ainsi engendrée peut altérer la qualité de l'examen. De même, les crèmes « antivergetures » peuvent gêner la transmission des ultrasons et altérer le rendu de l'image même si la patiente est mince. Alors, ne « crémez » pas votre ventre les jours qui précèdent !

Filmer et/ou photographier l'examen

Certains parents tentent d'enregistrer l'examen en le filmant ou bien souhaitent prendre des photos de l'écran. Cela crée de l'agitation et du bruit qui sont source de déconcentration pour le médecin ou la sage-femme qui réalise l'examen. Quel dommage de ne pas vivre pleinement ce moment au lieu de réfléchir à la photo qu'on va pouvoir faire tourner sur les réseaux sociaux ! Certains couples envoient un SMS dès l'annonce du sexe lors de la deuxième échographie. Et au praticien d'entendre : « Mon père est trop content que ce soit un garçon » ou bien « Ma mère aurait préféré que ce soit une fille » ! L'échographiste doit souvent avoir une bonne dose de patience… Quoi qu'il en soit, vous aurez le compte rendu de l'échographie avec l'impression des clichés.

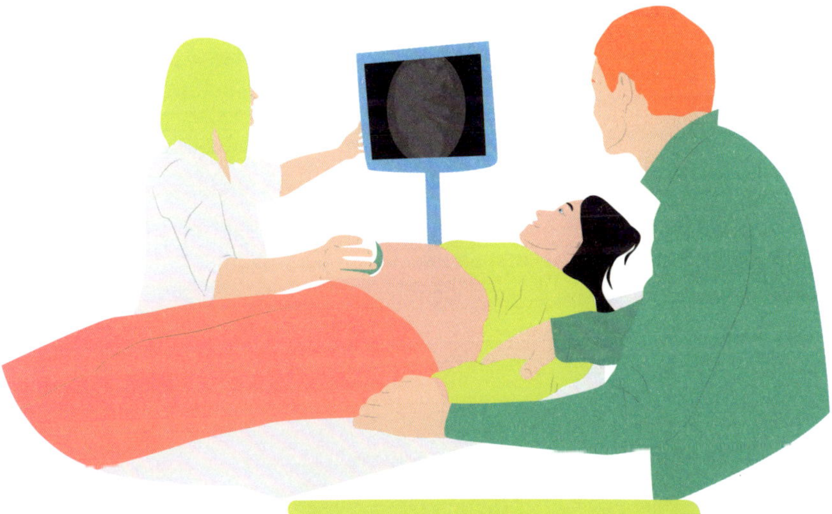

Séance de cinéma ou examen ?

L'échographie est un examen complexe durant lequel le médecin ou la sage-femme a besoin de toutes ses capacités de concentration.

AVEC OU SANS L'AÎNÉ ?

Tout doit être mis en œuvre pour que le médecin soit le plus concentré possible. Ainsi, la présence de plus d'un accompagnant est nuisible. Plus il y a d'accompagnants, plus il y a de commentaires et d'émotions. Les enfants sont souvent priés de rester à l'écart de ces échographies. Il y a un monde entre ce que l'enfant voit à l'écran et l'idée qu'il a de son petit frère ou de sa petite sœur à naître. Certaines images jugées « belles » par les adultes font peur aux enfants. Je pense à la coupe de la face du fœtus qui passe par les orbites et qui évoque facilement une tête de mort. Les clichés sont en noir et blanc, ce qui est très inhabituel pour les enfants qui ont accès, de nos jours, aux hautes technologies. En outre, l'examen échographique se déroule dans le noir, dans une pièce sans fenêtre la plupart du temps : cela peut être angoissant pour les enfants. Enfin, il est parfois nécessaire de faire une échographie par voie vaginale afin d'examiner le cerveau à 22 SA, pour mesurer le col ou pour vérifier l'insertion basse du placenta. La patiente est alors installée en position gynécologique, jambes écartées, afin de pouvoir introduire une sonde d'échographie dans le vagin. Il est évident qu'un enfant n'a pas sa place à ce type d'examen !

Au-delà des images échographiques elles-mêmes, il y a également toute l'attention qui est portée pendant 20 à 30 minutes à ce petit frère ou cette petite sœur en devenir. Les parents ont les yeux rivés sur ce petit être qui n'est pas encore là alors qu'ils chuchotent à l'aîné de se taire, de rester assis, parfois sans explications voire avec des menaces.

Les parents pensent souvent que la présence de l'enfant ne posera pas de problème d'autant plus que l'écran est un moyen bien connu pour hypnotiser les enfants. En effet, de temps en temps, ils sont hypnotisés... Est-ce un bon ou un mauvais signe ? Les parents ont parfois promis à l'enfant qu'il pourrait assister à l'échographie comme un cadeau, et celui-ci a loupé l'école ou la crèche afin de participer à la première « réunion de famille » en échographie. Alors, bien sûr, la plupart du temps, l'examen se passe bien, mais de temps en temps, il y a des anomalies, des nouvelles difficiles à annoncer et des examens complémentaires à expliquer. La présence d'un tiers devient alors vraiment compliquée à gérer pour le professionnel.

Ainsi le médecin, qui a toute la famille devant la porte de la salle, doit expliquer, sans froisser, que tout le monde n'assistera pas à l'examen. L'exercice est quelque peu difficile...

De mon point de vue de médecin-échographiste, il faut avoir un peu de souplesse. Si la maman est venue seule avec son ou ses enfants, il est bien difficile, surtout si les enfants sont en bas âge, de les laisser en salle d'attente. Si les enfants sont plus grands, je ne dis pas qu'ils n'assisteront pas à l'examen, mais je propose de les faire entrer en fin d'examen. Je n'exprime donc pas un interdit, mais une autre option. C'est en général mieux vécu. Si les enfants sont en âge de rester seuls en salle d'attente, avec des livres par exemple, alors ils rentrent en fin d'examen pour retrouver leurs parents le temps de la rédaction du compte rendu. J'essaie alors de laisser à l'écran une image plutôt facile d'interprétation, ce qui n'est pas toujours aisé, surtout au troisième trimestre. Pour les enfants impossibles à séparer des parents, même peu de temps, je mets une faible lumière sur le bureau à côté de moi, et je leur donne feuilles et crayons pour les occuper. Ce n'est pas toujours un succès. Pour un enfant en bas âge endormi dans sa poussette, cela ne pose aucun problème, bien sûr !

À mon sens, la problématique de la présence des enfants ne doit pas entraîner de conflits. Généralement, si on informe les parents et si on explique la situation aux enfants avec bienveillance, tout se passe bien.

L'ÉCHOGRAPHIE DE 12 SA

Cette échographie permet d'établir une datation. Le médecin ou la sage-femme mesure la « longueur cranio-caudale », c'est-à-dire la taille du bébé de la tête aux fesses. Elle est corrélée à la date du début de grossesse. Si vous êtes sûre de la date du rapport sexuel qui a permis la conception, ne vous inquiétez pas si elle ne correspond pas. Un ovule a une durée de vie de 12 à 24 heures après son expulsion tandis qu'un spermatozoïde reste fécondant 24 à 72 heures après son émission.

« Cette échographie permet d'établir une datation. »

Cette échographie doit constater que « tout est fermé » : la boîte crânienne, le ventre et la peau du dos. On vérifie la présence des deux pieds, des deux mains et même la présence d'organes, comme l'estomac ou la vessie, qui sont déjà identifiables. On peut voir les battements du cœur et écouter son rythme grâce au doppler. Celui-ci est très rapide et on peut le comparer au galop d'un cheval. Il bat environ deux fois plus vite que votre propre cœur.

L'émotion est souvent forte pour les parents lors de cet examen, car c'est le seul où le fœtus occupe la totalité de l'écran. Les images projettent déjà une silhouette de bébé. La future mère ne le sent pas encore bouger et pourtant, il s'agite parfois beaucoup lors du passage de la sonde. Il fait des petits bonds, bouge les membres, tourne la tête. Les images sont impressionnantes, ce qui ne sera pas le cas pour les échographies suivantes. En effet, le fœtus grossit et tout son corps ne peut plus occuper tout l'écran.

Puisque l'« on y voit si bien », pour reprendre certains propos, les parents sont parfois surpris qu'on ne puisse donner avec certitude le sexe fœtal. On peut en avoir une idée selon l'axe du bourgeon génital par rapport au plan du dos. Si cet axe est horizontal, il oriente vers une fille ; s'il est vertical, plutôt vers un garçon. Toutefois, on ne peut pas encore l'affirmer avec certitude. Lors de cette consultation, votre échographiste ne peut pas vous laisser dans l'émotion pure, car il doit aborder le dépistage de la trisomie 21. C'est en effet le moment de le prescrire.

LE DÉPISTAGE DE LA TRISOMIE 21

L'épaisseur de la clarté nucale est un élément à mesurer lors de l'échographie du premier trimestre. Il s'agit d'un petit espace liquidien derrière le cou du fœtus. Cette mesure est un élément du dépistage de la trisomie 21, anomalie chromosomique pour laquelle la nuque peut être épaissie. On vous propose de l'associer au résultat d'une prise de sang, pour estimer ce risque. Le résultat est exprimé sous la forme d'une fraction (1/...) et tient compte de l'âge et de dosages hormonaux, principalement. Pour les plus calées en maths, il s'agit d'un calcul de risque intégré. En pratique, on met tous ces critères dans une grande roue de loto et on en ressort, abracadabri, abracadabra, votre risque individuel pour cette anomalie. Ce n'est pas facile à expliquer lors de l'échographie du premier trimestre si vous n'en avez jamais entendu parler.

> **« L'épaisseur de la clarté nucale est un élément à mesurer lors de l'échographie du premier trimestre. »**

Vous recevez en début de grossesse une notice d'information à ce sujet, téléchargeable à cette adresse : https://www.has-sante.fr/upload/docs/application/pdf/2019-01/depistage_trisomie.pdf

Ce document explique très bien de quelle manière est calculé le risque de trisomie 21 et comment son résultat est exprimé. À l'issue cette évaluation, vous êtes classée dans un groupe à risque faible, à risque intermédiaire ou à risque élevé.

Depuis janvier 2019, si vous êtes dans la zone à risque intermédiaire ou élevé, une deuxième prise de sang vous est proposée : la recherche d'ADN fœtal libre circulant ou dépistage prénatal non invasif (DPNI). Cet examen est remboursé par la Sécurité sociale. Il reste un dépistage et non un diagnostic, mais il a une très bonne sensibilité. En effet, le résultat est fiable à 99,2 %.

L'amniocentèse est l'examen diagnostique. Elle consiste à piquer et prélever à l'intérieur du sac de grossesse une petite quantité de liquide amniotique dont l'analyse permet d'établir le caryotype, c'est-à-dire la carte des chromosomes de votre bébé. Le nombre d'amniocentèses a beaucoup diminué, car elles ne sont proposées que si le DPNI est positif ou en cas de risque élevé. Avant 14 SA, une choriocentèse, c'est-à-dire un prélèvement de placenta, se substitue à l'amniocentèse.

Le geste technique de la choriocentèse est très proche de celui de l'amniocentèse. C'est le matériel prélevé qui change (placenta ou liquide amniotique) pour un même but : établir la carte chromosomique du bébé.

« En matière de dépistage de la trisomie 21, rien n'est obligatoire. On l'oublie parfois. »

En matière de dépistage de la trisomie 21, rien n'est obligatoire. On l'oublie parfois. Vous devez vous sentir libre de décider. Un grand nombre de femmes demandent ce dépistage, mais vous n'êtes pas obligée de faire de même si ce diagnostic ne change rien à la poursuite de votre grossesse. Vous pouvez aussi souhaiter savoir non pour interrompre la grossesse, mais pour vous préparer à cette éventualité.

Attention ! La constatation d'une nuque épaissie ne signifie pas qu'il y aura forcément un diagnostic de trisomie 21. C'est un signe échographique qui amènera à faire des examens complémentaires, seulement si vous le souhaitez. L'information que vous recevrez ne laisse pas toujours la place au choix. N'oubliez pas de vous positionner par rapport à cet examen en respectant ce que vous souhaitez et non ce que « la tendance générale » suggère ou bien ce que le médecin semble décider pour vous.

Dans des réunions de médecins et de sages-femmes, il est surprenant de percevoir de la part de certains professionnels un jugement négatif à l'égard des femmes qui décident de ne pas faire une amniocentèse ou un autre examen. Comme s'ils suggéraient que ces femmes sont inconscientes face à une annonce de malformation. Ce constat aborde à lui seul toute la problématique du handicap et du regard de la société sur celui-ci.

L'ÉCHOGRAPHIE DE 22 SA

C'est l'échographie dite « morphologique ». Votre bébé est examiné de la tête aux pieds : croissance, développement et morphologie des organes vitaux (cœur et cerveau), développement et morphologie du système digestif et urinaire (vessie, reins), examen de la face, du profil, du squelette, des membres.

« C'est l'échographie dite "morphologique" ».

C'est l'examen échographique où l'on voit le mieux les organes génitaux. Cependant, le fœtus est parfois dans une position qui ne permet pas l'examen des organes génitaux : quand il est assis en tailleur, c'est-à-dire en « siège complet » avec le dos en avant contre la peau du ventre de la maman, alors l'examen du sexe peut être difficile.

Le médecin ou la sage-femme qui réalise l'échographie peut avoir besoin de légèrement mobiliser le fœtus en le poussant un peu par des manœuvres douces. En aucun cas ces manœuvres ne doivent vous inquiéter. Elles ne font pas mal au fœtus. Elles peuvent être un peu désagréables pour vous, mais ne sont pas douloureuses.

Si le praticien n'a pas pu tout examiner, il est nécessaire de faire un examen supplémentaire. Si les organes génitaux ne sont pas visibles, d'autres éléments n'ont pas pu être observés non plus. Un contrôle est donc programmé et il ne doit absolument pas vous inquiéter.

Souvent, les patients n'attendent de cette échographie que la détermination du sexe du bébé. L'impatience est souvent palpable et il n'est pas rare d'observer des scènes assez hallucinantes. En annonçant un sexe féminin, j'ai pu par exemple entendre : « Encore une pisseuse ! », « Encore une chieuse ! » et même « Encore une chieuse, comme sa mère ! ». Et pour un garçon : « Il fera du foot comme son père ! » Il m'est aussi arrivé de ressentir de l'inquiétude chez certaines femmes à l'annonce du sexe. J'ai pu les voir lancer un regard à leur conjoint qui signifiait : « Pas trop déçu, chéri ? »

J'ai parfois eu envie de rallumer et de demander aux patients d'aller plutôt chercher un chien à la SPA, dont ils choisiraient le sexe à la place de faire des enfants tellement leur attitude dénotait de l'égoïsme et du sexisme.

Ces scènes montrent encore à quel point la société est archaïque vis-à-vis des femmes et ce indépendamment du milieu socio-économique.

L'ÉCHOGRAPHIE DE 32 SA

C'est l'échographie dite « de croissance ». En général, l'ensemble des éléments morphologiques de l'échographie du deuxième trimestre est revu et on vérifie la croissance du bébé. On peut avoir une idée du poids de naissance à terme. Comme je l'ai dit plus haut (voir p. 82), le poids annoncé doit être nuancé. En effet, la prise de poids du bébé sur cette période est assez variable et le terme de naissance également. Au-delà du poids annoncé, il faut surtout s'intéresser à la croissance depuis l'échographie précédente. Cette croissance est-elle satisfaisante et doit-on s'attendre à un poids de naissance dans les normes ?

« C'est l'échographie dite "de croissance" ».

Si on vous annonce un bébé « petit », alors on vous proposera probablement une surveillance échographique rapprochée.

Si on vous annonce un bébé « gros », on peut également prévoir un contrôle échographique. Parfois, on demande à la maman de vérifier ses glycémies (taux de sucre dans le sang). Si les glycémies sont élevées, il s'agit d'un diabète gestationnel passé inaperçu jusque-là.

Quand on dit « gros bébé » et « diabète », la culpabilité maternelle est à son comble ! Cependant, le diabète gestationnel est une pathologie. Son dépistage est une chance pour prévenir les complications. Même si cette pathologie est diagnostiquée au cours du troisième trimestre, il est toujours temps de la prendre en charge avec une diététicienne et parfois en introduisant un traitement par insuline. Il n'est pas contre-indiqué pendant la grossesse et permet à la maman d'obtenir des glycémies dans les normes (voir p. 91).

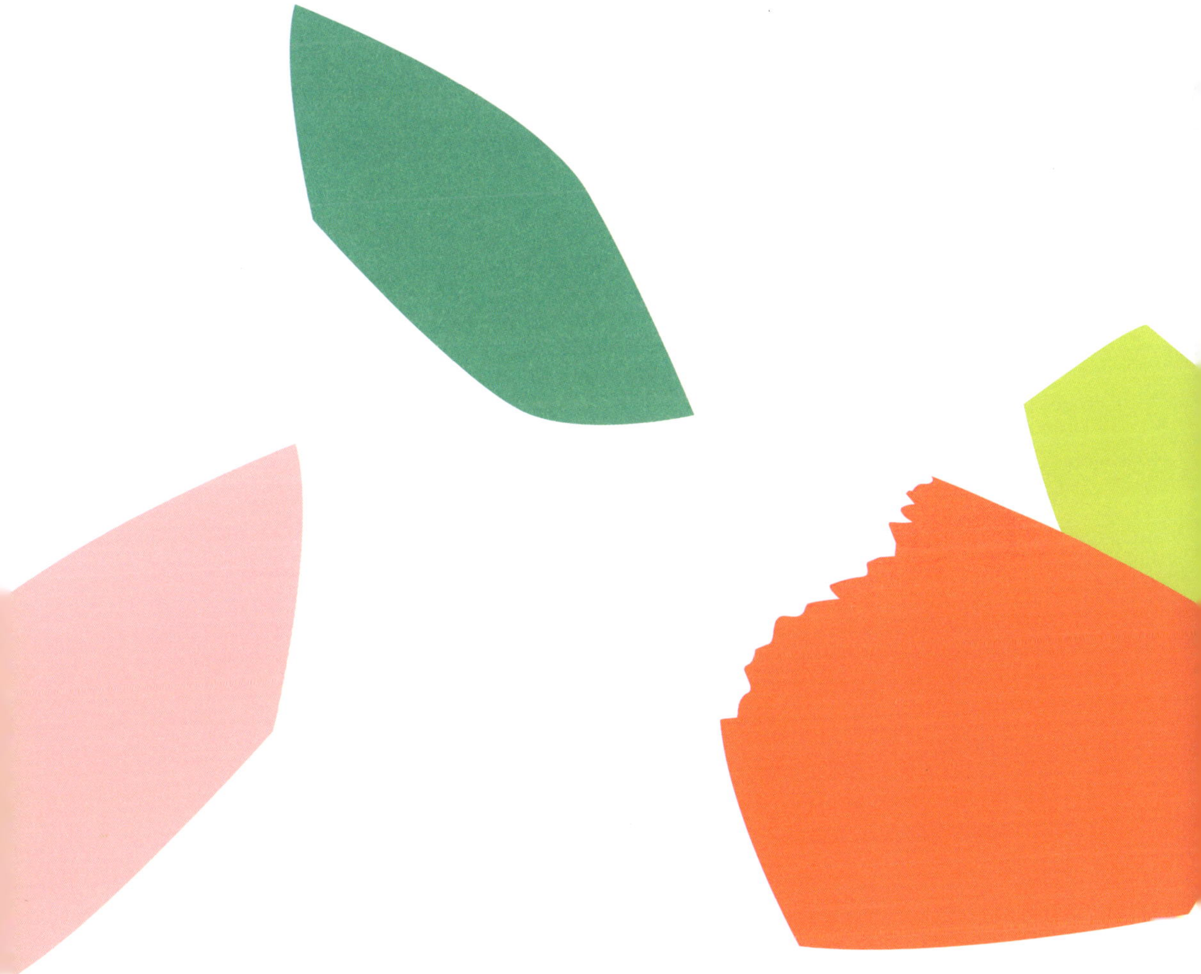

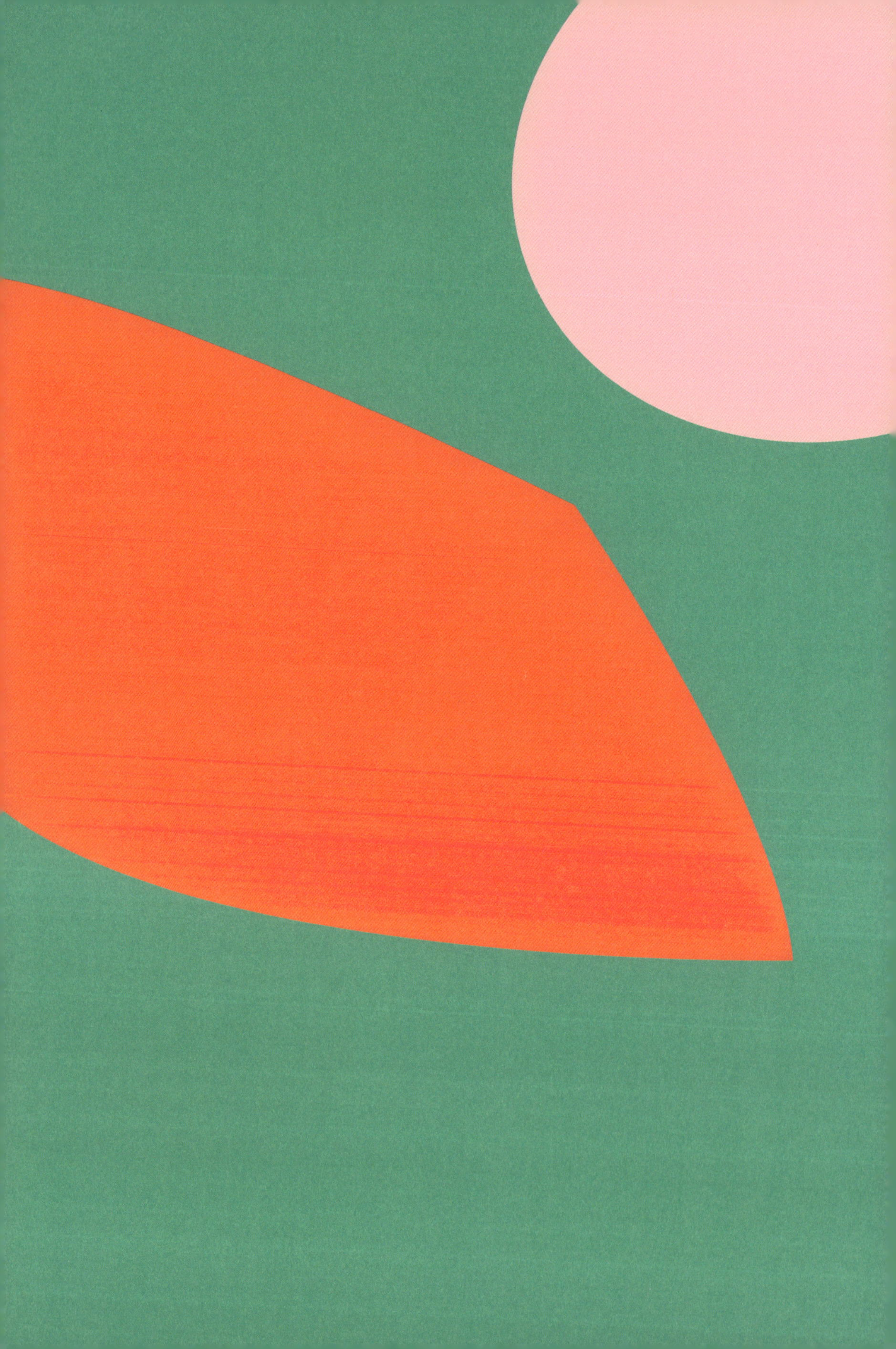

MA PRÉPARATION À L'ACCOUCHEMENT

Pour être prête à accueillir votre bébé, tant psychologiquement et physiquement que matériellement, je vous invite à faire une préparation à l'accouchement. Elle n'est pas obligatoire, mais fortement recommandée. On s'imagine parfois qu'il ne s'agit que d'une sorte de théorie sur l'accouchement sous forme de cours délivrés par une sage-femme. Mais elle n'est pas seulement cela. La préparation à l'accouchement peut être effectuée de multiples façons.

À QUOI DOIS-JE M'ATTENDRE ?

En théorie : ce que disent les textes

Selon les jolis mots de la Haute Autorité de santé (HAS), il s'agit en réalité de « préparation à l'accouchement et à la parentalité » (PNP). Depuis 2005, la HAS a émis des recommandations sur le sujet.
La théorie de ces recommandations est intéressante :

- « créer des liens sécurisants avec un réseau de professionnels prêts et coordonnés autour de la femme enceinte ;
- accompagner la femme ou le couple dans ses choix et ses décisions concernant sa santé, la grossesse, les modalités d'accouchement, la durée du séjour en maternité ;
- donner les connaissances essentielles à l'alimentation du nouveau-né et encourager l'allaitement maternel ;
- encourager, à chaque étape de la grossesse, l'adoption par la mère et le père de styles de vie sains, pour leur santé et celle de l'enfant ;
- renforcer la confiance en soi chez la femme ou le couple face à la grossesse, la naissance et les soins au nouveau-né ;

- s'assurer d'un soutien affectif pour la femme pendant la grossesse, à la naissance et au retour à domicile ;
- soutenir la construction harmonieuse des liens familiaux en préparant le couple à l'accueil de l'enfant dans la famille et à l'association de la vie de couple à la fonction de parent ;
- participer à la promotion de la santé du nouveau-né et du nourrisson en termes d'alimentation, de sécurité et de développement psychomoteur ;
- participer à la prévention des troubles de la relation mère-enfant et à la prévention de la dépression du post-partum ;
- encourager les échanges et le partage d'expériences à partir des préoccupations des parents avant et après la naissance. »

En pratique : les préparations proposées

En pratique, il est proposé aux patientes enceintes, accompagnées ou non de leur conjoint, de faire une préparation à l'accouchement individuelle ou en groupe. Les besoins de la femme enceinte, ses interrogations, ses problématiques personnelles autour de la naissance sont évalués lors d'un « entretien prénatal précoce » (EPP) qui est, en fait, la première séance de préparation à l'accouchement. Cet EPP est réalisé par un médecin ou une sage-femme. Sept séances de préparation à l'accouchement sont prises en charge par l'assurance maladie.

« La préparation peut être théorique ou pratique, individuelle ou en groupe. »

La préparation peut être théorique ou pratique. Elle aborde différents sujets à chaque séance : début du travail, douleurs, déroulement de l'accouchement, allaitement...

D'autres préparations peuvent être proposées : en piscine, haptonomie, hypnose, yoga, chant prénatal, sophrologie...

À quelle sauce vais-je être mangée, en réalité ?

Mais à quoi faut-il vous préparer, en réalité ? Les objectifs de la HAS ne parlent pas concrètement du jour J. Mais ici, on ne va pas tourner autour du pot ! Il faut vous préparer à la douleur des contractions et avoir comme objectif de les supporter le mieux possible ! Ronald Melzack, psychologue et chercheur québécois, a décrit la douleur associée au travail comme l'une des plus intenses douleurs dont on peut faire l'expérience. Cependant, il souligne aussi un incroyable paradoxe : certaines femmes ne décrivent pas ces douleurs comme majeures ! Cherchez l'erreur ! Les praticiens peuvent faire ce constat dans n'importe quelle salle d'accouchement. Certaines femmes arrivent à la maternité avec une dilatation du col avancée en souriant. D'autres femmes soufflent et crient comme si le bébé allait sortir alors que le col est fermé (ce qui signifie que le travail n'a qu'à peine commencé) ! Nul ne peut savoir à l'avance à quel groupe vous appartiendrez, alors il faut vous préparer comme un petit jedi !

« Il faut vous préparer à la douleur des contractions et avoir comme objectif de les supporter le mieux possible ! »

Il faut également vous informer sur :

- les différentes modalités d'accouchement : voie basse ou césarienne ;
- le début de travail : spontané ou déclenché ;
- la péridurale ;
- les déchirures du périnée, car on ne parle en général que de l'épisiotomie ;
- la délivrance ;
- le post-partum ;
- l'allaitement.

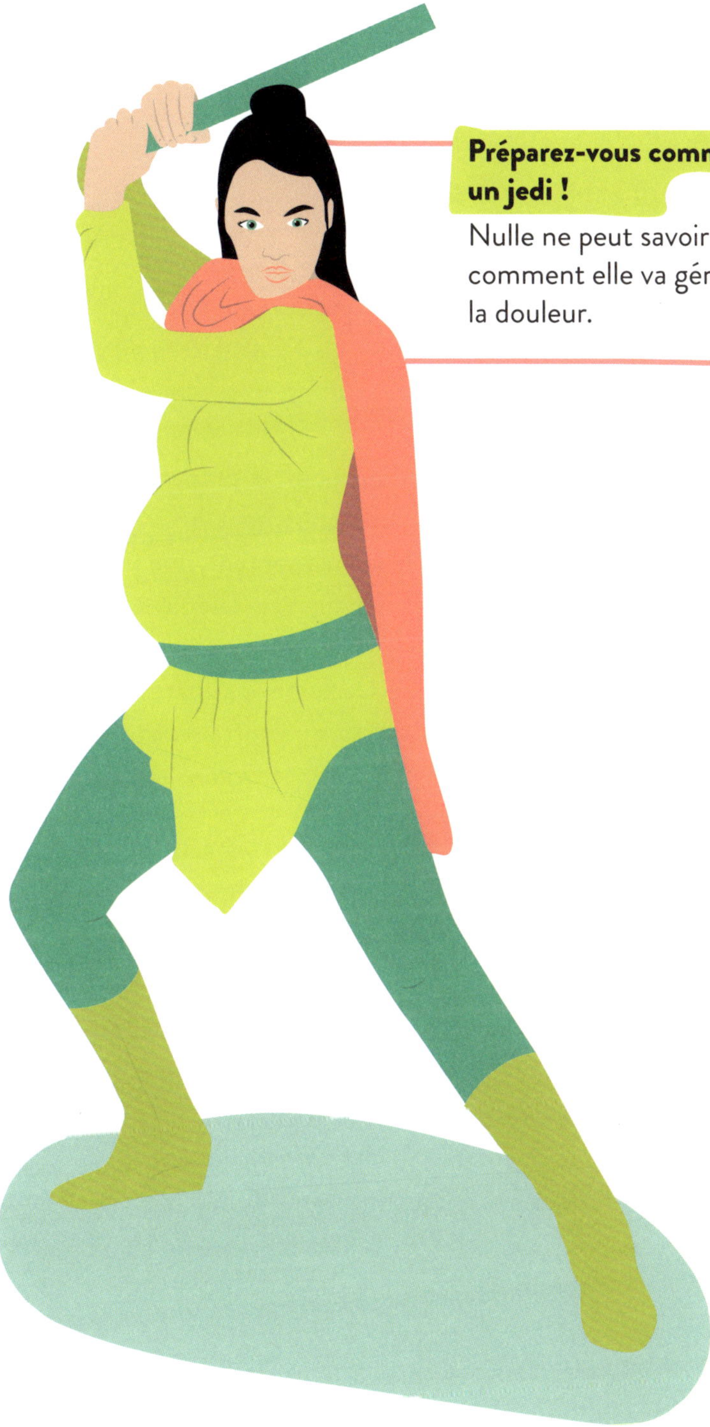

Préparez-vous comme un jedi !

Nulle ne peut savoir à l'avance comment elle va gérer la douleur.

QUELLE PRÉPARATION À L'ACCOUCHEMENT CHOISIR ?

Préparation théorique et/ou pratique ?

Si vous avez déjà une petite idée sur tous les sujets évoqués précédemment, vous serez parée pour prendre place sur la ligne de départ même s'il y a beaucoup d'autres domaines à défricher.

Les patientes ont une multitude de solutions pour se préparer, mais elles doivent être bien orientées. Si elles sont complètement ignorantes sur la maternité et la parentalité, qu'il s'agit d'un premier enfant, une préparation assez théorique est nécessaire pour connaître le sujet ! Idéalement complétée par une activité de yoga ou de piscine spéciale « femmes enceintes » qui peut leur donner des clés pour gérer la douleur. Certaines patientes ont besoin d'être dans l'échange avec un groupe ; d'autres, au contraire, sont inhibées en public et ont donc plutôt intérêt à se préparer individuellement. Alors, adaptez votre préparation à votre tempérament !

Toute préparation à l'accouchement et à la parentalité doit initier, en période prénatale, le dialogue entre l'enfant et ses parents. Mais on ne peut pas parler de préparation à l'accouchement sans parler des contractions douloureuses, de faux travail (contractions douloureuses sans modification du col) et de toutes les étapes parfois difficiles à surmonter en salle d'accouchement.

« Toute préparation à l'accouchement et à la parentalité doit initier, en période prénatale, le dialogue entre l'enfant et ses parents. »

Informer et expliquer ne signifie pas terroriser ! Il faut donner aux femmes toutes les chances de dépasser ces épreuves.

Pour donner un exemple très concret, je suis choquée qu'une femme soit préparée à l'accouchement uniquement par haptonomie dans une situation obstétricale pathologique ou à haut risque. Ce n'est pas, à mon sens, une

attitude responsable de la part du professionnel qui fait cette préparation de n'aborder que le dialogue de la triade père/mère/enfant.
La préparation à l'accouchement passe par une préparation physique.

Le yoga prénatal

Toute femme peut essayer le yoga prénatal même si elle ne pratiquait aucune activité physique auparavant. C'est la période idéale pour découvrir cette discipline d'autant plus que l'imprégnation hormonale de la grossesse améliore la laxité ligamentaire, c'est-à-dire la souplesse ! Cette discipline douce vous permet de prendre conscience des modifications de votre corps et d'apprendre à faire avec ! Le yoga prénatal vous permettra de découvrir des postures pour être mobile le jour de l'accouchement et des exercices de respiration pour accompagner les contractions.

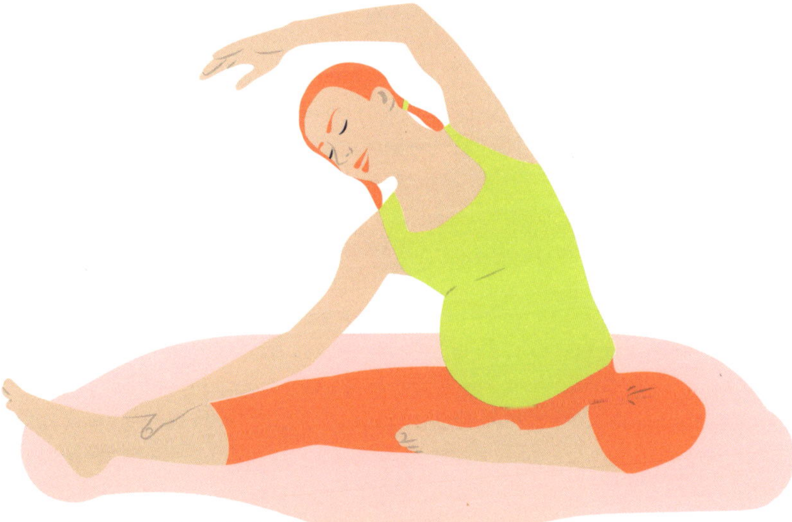

C'est le moment idéal pour découvrir le yoga !

Même pour celles qui ne pratiquaient aucune activité physique auparavant, cette discipline sera bénéfique.

L'HAPTONOMIE, QUÈSACO ?

Actuellement, beaucoup de patientes se tournent vers une préparation par l'haptonomie. Ce terme vient du grec « haptein » qui signifie « toucher pour guérir, pour rassembler ». C'est le néerlandais Frans Veldman qui a découvert et développé l'haptonomie à la suite d'expériences lors de sa déportation. Il la définit comme une « science de l'affectivité et du contact psychotactile ».

Catherine Dolto, médecin hapnothérapeute, a publié des données passionnantes sur le sujet. Cet accompagnement à la parentalité ne peut être comparé aux préparations à l'accouchement classiques à la maternité, même s'il comporte une préparation authentique. En haptonomie, le couple cherchera à communiquer avec le bébé in utero. Par ailleurs, le travail prénatal devra impérativement être suivi par des séances postnatales. Ce sont des séances individuelles, en couple, ou avec un tiers, qu'il soit le géniteur ou non. Cela demande donc l'implication et le désir des deux parents.
Il faut débuter les séances d'haptonomie vers le quatrième ou le cinquième mois.

On sait que les bébés sont sensibles à la qualité de la présence de ceux qui les entourent. Ils perçoivent la présence des adultes qui les approchent. En période prénatale, le fœtus perçoit les moindres variations du tonus (ou de l'énergie) de la maman et de son entourage. L'haptonomie travaille sur ce tonus pour mettre en lien la mère et l'enfant en période prénatale. Le père, par une main posée sur le ventre de la mère, modifie ce tonus. Par son caractère enveloppant, il va modifier les perceptions du fœtus : celui-ci va rester d'abord calme sous cette main rassurante puis va reprendre ensuite sa motricité. L'haptonomie touche à l'intimité. Les séances doivent être menées par un professionnel qui ne s'est pas improvisé hapnothérapeute.

Malheureusement, il y a un monde entre l'haptonomie, qui est passionnante, et la réalité de l'accouchement, de la salle d'accouchement. Pour être honnête, les patientes qui me déclaraient s'être préparées à l'accouchement par la seule haptonomie sont souvent arrivées sans aucune idée de ce que pouvait être un travail long et douloureux. Les préjugés sont nombreux sur l'haptonomie parmi les médecins et les sages-femmes, probablement parce que les thérapeutes l'exerçant dans tout son art sont rares. Ainsi, il me semble indispensable de compléter la préparation haptonomique par une préparation plus théorique à l'accouchement.

FAQ sur l'haptonomie :

— peut débuter entre le 4e et le 5e mois de grossesse ;
— doit être encadrée par un professionnel ;
— ne remplace pas une préparation plus théorique à l'accouchement.

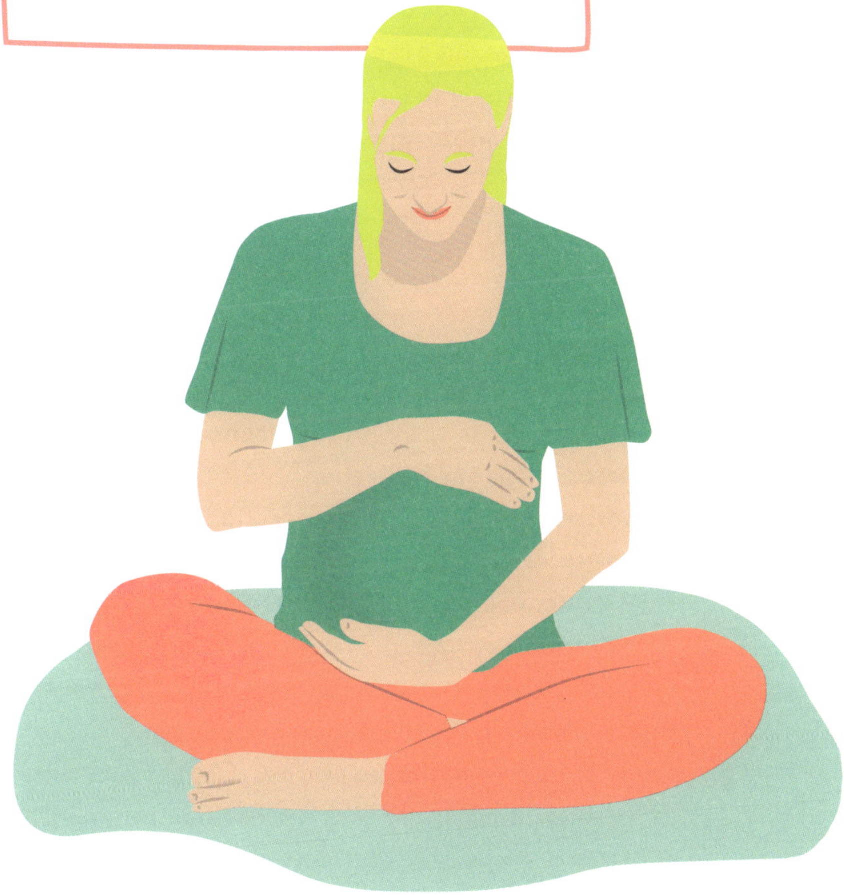

La préparation à l'accouchement en piscine

Votre préparation à l'accouchement peut également être faite lors de séances en piscine. L'immersion est immédiatement relaxante, d'autant plus que les bassins dédiés à cette préparation sont chauds. C'est une préparation du corps qui complète tout à fait une préparation théorique. Un certificat médical est demandé à l'inscription. Idéalement, il faut venir en avance et nager en solo trente minutes avant le cours pour être complète sur la préparation physique ! Il y a peu de contre-indications à la pratique de la piscine pendant la grossesse : la flémingite aiguë (fréquente !), des modifications du col utérin suffisamment importantes pour que le repos ait été prescrit (rares) et la rupture de la poche des eaux.

Préparations spéciales pour cas particuliers

L'entretien prénatal précoce, s'il est bien conduit, oriente vers une préparation à l'accouchement en fonction de votre profil personnel. Cependant, l'organisation dans les maternités fait que l'entretien prénatal précoce est la première séance d'une préparation déjà choisie. En effet, lorsque les patientes s'inscrivent dans une maternité, elles y font la préparation proposée par celle-ci. Par exemple, préparation théorique avec des réunions thématiques en groupe pour le premier enfant ; pour un deuxième, possibilité de s'inscrire aux séances de préparation en piscine… Ces parcours dits « personnalisés » ne le sont en fait que rarement. Ils restent toujours intéressants et bénéfiques à une grande majorité. Toutefois, le professionnel qui suit votre grossesse doit vous orienter de manière plus individuelle dans un certain nombre de situations. En voici quelques exemples concrets.

« Le professionnel qui suit votre grossesse doit vous orienter de manière plus individuelle dans un certain nombre de situations. »

Les phobiques des piqûres

Trop souvent, les patientes livrent leurs pires angoisses à la dernière minute alors qu'un travail peut être commencé en cours de grossesse pour les maîtriser et ne pas les laisser envahir l'accouchement. Certaines patientes sont phobiques des aiguilles. Elles expriment souvent cette peur lors des prescriptions de prises de sang. Cette phobie peut être vraiment envahissante à l'approche de l'accouchement, car elles ont peur d'avoir mal, peur de demander une anesthésie péridurale et, finalement, peur de tout. Si vous êtes dans ce cas, l'hypnose peut être intéressante pour maîtriser votre phobie et trouver des techniques pour surmonter les piqûres le jour J.

L'accouchement précédent qui s'est mal passé

Pour les patientes traumatisées par un précédent accouchement, il faut tout d'abord faire un entretien « debriefing », idéalement avec le dossier médical précédent. Si cela ne vous est pas proposé, vous pouvez le demander pour travailler sur votre traumatisme et essayer d'avancer. La douleur, la peur, le transfert de la mère ou du nouveau-né dans un autre établissement créent en effet un traumatisme et mettent la maman dans une situation de stress « post-traumatique ». Celui-ci entraîne une déformation des faits réels et, surtout, une distorsion du temps. Les patientes touchées décrivent notamment des heures d'attente, des heures et des jours de douleur et un manque d'attention des professionnels. Ces situations douloureuses sont rarement apaisées avant un nouveau projet de grossesse. Il n'est d'ailleurs pas rare que les mamans qui ont vécu difficilement leur accouchement ne se présentent pas à la consultation postnatale (qui a lieu six semaines après la naissance) pour ne pas revenir sur le lieu du traumatisme ou pour ne pas revoir un professionnel qu'elles ont jugé inadapté.

Lors de la grossesse suivante, il y aura alors un très gros travail à effectuer, qui ne peut pas passer par une préparation à l'accouchement classique, d'autant plus que ces mamans peuvent avoir l'impression de n'avoir besoin d'aucune préparation puisqu'elles ont connu « le pire ». Si vous êtes dans ce cas et que vous êtes bien accompagnée (et pas seulement médicalement !), vous serez orientée vers une préparation spécifique (sophrologie ou hypnose) et un soutien psychologique. Le syndrome de stress post-traumatique est souvent décrit pour les victimes d'attentats, mais il existe aussi pour les accouchements traumatiques et doit être pris en charge avec beaucoup d'attention.

LE PROJET DE NAISSANCE

En théorie : votre accouchement rêvé

Il s'agit d'un document écrit par le couple, ou seulement la future maman, dans lequel sont exprimées des attentes et parfois des demandes particulières autour de la naissance. On abordera avec vous le projet de naissance au cours du suivi de grossesse ou lors des séances de préparation à l'accouchement. La HAS recommande une information systématique sur la possibilité de réaliser un projet de naissance. Elle préconise également de proposer une aide à sa rédaction. Les couples peuvent utiliser des modèles mis à leur disposition ou écrire spontanément leurs « souhaits ». Le projet de naissance fait également partie des propositions du CIANE (collectif interassociatif autour de la naissance) pour lutter contre les violences obstétricales. Basé sur la relation de confiance indispensable à la prise en charge d'une femme en travail, le projet de naissance pourrait également améliorer le dialogue entre les patientes et les professionnels de santé.

« On abordera avec vous le projet de naissance au cours du suivi de grossesse ou lors des séances de préparation à l'accouchement. »

En réalité, à la maternité

« Les taux de participation à la préparation à la naissance sont médiocres. »

Il y a les jolis mots, les beaux projets d'accompagnement des femmes enceintes et la réalité. Les taux de participation à la préparation à la naissance sont médiocres. Certes, ils sont difficiles à évaluer, mais dans certaines maternités, à peine une femme sur deux suit une préparation à la naissance. L'entretien prénatal précoce est loin d'être proposé à toutes. Au début de ma carrière, j'avais le sentiment qu'il y avait deux catégories de patientes :

- la première était informée sur l'accouchement, avait un mode de vie plutôt sain, une alimentation équilibrée, mangeait des vitamines « de grossesse » dont elle n'avait pas besoin, et faisait une préparation à l'accouchement qui ne lui apportait que peu de choses par rapport à ce qu'elle avait pu lire ;

- la seconde était carencée. Elle aurait eu besoin d'une vitaminothérapie et d'une préparation à l'accouchement, mais par manque de temps, d'argent ou d'information ne faisait rien de tout cela…

Le projet de naissance proposé à tout le monde le banalise et en diminue l'impact. Les patientes peuvent même faire des copiés-collés d'un projet trouvé sur Internet. Il y en a des tonnes !

Et que devient votre projet de naissance ? En théorie, il est lu par les professionnels qui vous accompagnent le jour de l'accouchement et lors de votre séjour à la maternité pour qu'il soit au plus près de vos souhaits. En pratique, il n'est pas rare que les sages-femmes, les médecins ou internes qui seront présents pendant le travail ou l'accouchement n'aient pas la disponibilité pour lire ce que vous avez écrit. Cependant, la plupart du temps, un membre de l'équipe le lit et en fait un résumé aux autres membres.

L'ENVERS DU DÉCOR DE LA PRÉPARATION À L'ACCOUCHEMENT

La méfiance des patientes envers les professionnels de santé

On peut lire dans des projets de naissance : « Je voudrais qu'on me parle gentiment, qu'on m'explique chaque acte médical, que la lumière de la salle soit tamisée, qu'on me laisse mon bébé sur le ventre après la naissance... » Cette remise en cause avant même de faire connaissance est dure pour le professionnel.

Que pensez-vous, au juste, de nos intentions, à nous, professionnels de la naissance ?

Réponse 1 : « Madame, aujourd'hui, je suis de mauvais poil, je vais vous parler comme à un chien, vous mettre la lumière dans les yeux, vous couper la fesse sans vous en informer et enfin vous arracher votre bébé pour le peser ! »

Réponse 2 : « Madame, si vous pensez que j'ai fait onze ans d'études pour agir sur le variateur de lumière en salle d'accouchement, vous vous trompez. »

Réponse 3 : « Madame, si votre confiance est telle que vous imaginez que je vais tout faire pour vous pourrir la naissance de votre enfant, alors pourquoi êtes-vous venue ici ? »

Une grande majorité des professionnels de salle de naissance sont bien attentionnés. Il est difficile pour nous de persuader les femmes que nous ne sommes pas des sauvages, quand l'actualité, depuis l'été 2017, passe son temps à taper sur les obstétriciens et les sages-femmes. Regardez par exemple le documentaire d'Ovidie, « Tu enfanteras dans la douleur», habilement diffusé aux heures sombres sur ARTE, pour vous projeter dans l'obscurantisme de l'accouchement, créer le malaise et semer le doute sur les bienfaits des actes médicaux. On y entend que les obstétriciens se cachent derrière « l'urgence vitale » pour maltraiter les femmes en imposant l'immédiateté d'une césarienne ou d'un forceps. Les histoires douloureuses autour de la naissance, les syndromes post-traumatiques liés à un accouchement violent doivent bien sûr être dénoncés et jugés.

Toutefois, on ne peut pas laisser entendre uniquement la voix des patientes en souffrance, sans droit de réponse. Les obstétriciens exercent un métier que tout le monde se donne le droit de juger. Discute-t-on du contenu des drogues administrées par un anesthésiste autour d'une tasse de thé entre amies ? Je ne crois pas. Par contre, il n'est pas rare d'entendre que le gynécologue aurait dû faire d'une autre manière, aurait dû faire d'autres choix. C'est bien connu, notre métier est facile, les décisions sont simples et les gardes reposantes. C'est probablement pour toutes ces raisons que le métier est déserté !

« Les obstétriciens exercent un métier que tout le monde se donne le droit de juger. »

Si une décision n'a pas été comprise, il est absolument nécessaire de demander à en reparler avec les intéressés. Trop souvent, les suites d'accouchement ne laissent pas la place au débriefing avec les professionnels présents. Les patientes restent de moins en moins longtemps à la maternité. Idéalement, il faudrait prendre le temps de rediscuter des actes ayant permis la naissance avant la sortie.

La perte de confiance : voilà le problème central en médecine. Place à la désescalade thérapeutique, la démédicalisation, car on ne croit plus en son médecin et ses prescriptions. C'est le cœur de notre quotidien.

Halte aux violences obstétricales !

Pourquoi en est-on arrivé là ?

- L'obstétricien qui donne une petite tape sur la fesse ou la cuisse d'une femme en train d'accoucher pour lui signifier de se ressaisir ou de pousser plus fort.

- La sage-femme qui demande qu'on pousse sur le fond de l'utérus pour faire sortir le bébé plus vite, en hurlant sur la patiente.

- Les paroles maladroites d'une aide-soignante au sujet des capacités à être parent quand la patiente n'est pas capable de supporter une difficulté en salle d'accouchement.

Les sages-femmes exercent une activité qui les met régulièrement à la limite de leurs compétences. Elles suivent les grossesses et les accouchements normaux, mais doivent dépister les pathologies et les accouchements dystociques, c'est-à-dire non physiologiques. Quand leurs relations avec les obstétriciens et les anesthésistes sont médiocres, la prise en charge des patientes est altérée, avec possiblement un retard de prise en charge sur une complication.

Sages-femmes et obstétriciens peuvent se discréditer mutuellement et parfois devant les patientes. Ce comportement est catastrophique pour la prise en charge et pour le vécu de celles-ci. La perception de cette mésentente induit un sentiment d'insécurité. Certaines patientes ont entendu des sages-femmes dire : « Je n'appelle pas l'obstétricien, car il n'aime pas les césariennes » ou bien « On va essayer de se passer du docteur, ce n'est pas bon signe si on doit l'appeler ». Les échanges de regard qui en disent long, les mots maladroits, représentent autant de petits sabotages du vécu de l'accouchement.

Tous ces exemples sont inacceptables, mais concernent uniquement une minorité des professionnels qui travaillent en salle d'accouchement ! La publication du CIANE sur les violences obstétricales est intéressante et juste à mon sens. Son accès est libre : https://ciane.net/2017/10/violences-obstetricales-comprendre-prevenir-reparer/. Elle rappelle l'ambiguïté de la définition des violences. Elle rappelle aussi qu'il est difficile d'en mesurer l'impact.

« Tous ces exemples sont inacceptables, mais concernent uniquement une minorité des professionnels qui travaillent en salle d'accouchement ! »

Un état des lieux de la recherche en psychologie sur les accouchements traumatiques, publié en 2015 dans le *Journal of Reproductive and Infant Psychology*, souligne par ailleurs que le choix, l'information et l'implication des patientes dans les décisions sont protecteurs contre le vécu traumatique.

Repenser la préparation à l'accouchement

L'information des patientes doit être au cœur de la préparation à l'accouchement, car elle sera compliquée dans certaines situations d'urgence. Or, celle-ci est quasi exclusivement faite par les sages-femmes, garantes de l'accouchement physiologique. Ne devrait-elle pas aussi inclure les obstétriciens qui pourraient informer des situations pathologiques qui peuvent se présenter ? Le médecin n'apparaîtrait peut-être plus comme le grand méchant loup qui débarque uniquement quand tout bascule !

« L'information des patientes doit être au cœur de la préparation à l'accouchement, car elle sera compliquée dans certaines situations d'urgence. »

Les sages-femmes qui font les cours de préparation sont rarement les mêmes que celles qui sont en salle de travail et leurs profils d'activité sont souvent assez différents. De la même manière que les obstétriciens pourraient intervenir dans la préparation à l'accouchement, les sages-femmes de salle de naissance pourraient participer à certaines séances. Cette rencontre pourrait être enrichissante tant pour les professionnels que pour les femmes enceintes.

Les professionnels de santé présents en salle d'accouchement sont débordés de contraintes administratives et médico-légales. Il faut reporter tous les actes de manière très détaillée :

- tous les examens cliniques : dilatation du col utérin, tension artérielle, température, évaluation de la douleur ;
- tous les examens paracliniques : prise de sang, analyse du rythme cardiaque du fœtus, analyse de l'activité contractile de l'utérus ;
- toutes les administrations de médicaments, avant et après la naissance, pour la mère et l'enfant.

Il faut aussi remplir les premières pages du carnet de santé de l'enfant, préparer les documents qui serviront à sa surveillance pendant le séjour à la maternité, faire le certificat d'accouchement en plusieurs exemplaires, remplir les feuilles de traçabilité du matériel, remplir le cahier d'accouchement (c'est un cahier obligatoirement présent dans toute salle d'accouchement dans lequel chaque naissance est répertoriée avec l'identité de la mère et de l'enfant ainsi que les modalités de la naissance, concernant aussi bien la mère que l'enfant). Les sages-femmes se plaignent de cette charge administrative qui les cantonne derrière un ordinateur plutôt qu'auprès des patientes.

Il faut redonner confiance aux femmes enceintes, et cela passe par une nouvelle donne :

- permettre aux sages-femmes de salle d'accouchement de parler dans des séances de préparation dédiées ;

- intégrer les médecins à cette préparation ;

- proposer des plannings de préparation compatibles avec l'activité professionnelle pour éviter les préparations de dernière minute ;

- accompagner les femmes enceintes en salle d'accouchement en ayant connaissance du type de préparation qu'elles ont suivi ;

- réserver la rédaction d'un projet de naissance aux femmes (aux couples) pour lequel il a un réel intérêt : vécu difficile d'un précédent accouchement, phobie, antécédent de viols ou d'attouchements, par exemple. Pour les autres, rassurez-vous, les professionnels de la naissance ont choisi leur métier avec un certain nombre de convictions. Nous souhaitons le mieux pour vous et votre enfant. Nous donnerons le meilleur de nous-mêmes dans le respect des pratiques professionnelles et en considérant votre droit à l'information.

La préparation à l'accouchement a besoin d'évoluer ! Nombre de femmes déclarant ne pas avoir fait de préparation à l'accouchement sont des championnes le jour J ! Elles n'ont pas écrit de projet de naissance, mais savent exactement ce qu'elles veulent et ce qu'elles peuvent demander, en toute sécurité pour elles et pour leur enfant. Elles ont lu, se sont informées par elles-mêmes, ont regardé des vidéos sur YouTube, sont allées sur des blogs, ont confiance et font confiance. Ce constat est encourageant et doit motiver les professionnels qui préparent à la naissance à se remettre en question.

« En se préparant à leur accouchement, physiquement et psychologiquement, les femmes deviennent actrices de la naissance de leur enfant. »

En se préparant à leur accouchement, physiquement et psychologiquement, les femmes deviennent actrices de la naissance de leur enfant, prennent confiance en elles et ont davantage confiance en les professionnels qui les entourent. Elles peuvent ainsi agir sans subir.

LA TÉLÉSURVEILLANCE, BONNE OU MAUVAISE CHOSE ?

La télésurveillance du rythme cardiaque du bébé en cours de travail a amélioré la surveillance et la sécurité en salle de naissance. Il s'agit d'écrans installés dans toutes les pièces (bureau, salles de repos et d'accouchement) qui permettent d'avoir un œil sur toutes les patientes en cours de travail et de déclenchement. Ainsi, il est possible de surveiller plusieurs patientes en même temps, notamment d'en surveiller une alors que l'on est auprès d'une autre.

Malheureusement, cette évolution indispensable de la technologie a sorti les sages-femmes des salles d'accouchement, les centrales de surveillance les libérant de la contrainte d'entrer dans la pièce pour surveiller le rythme cardiaque du bébé. Cette technologie permet plus de sérénité pour les professionnels, plus de sécurité pour les patientes et leur bébé, mais les femmes en souffrance sont ainsi parfois laissées pour compte.

Dans la prise en charge de la douleur et de l'accompagnement des femmes en travail, les études n'ont pas pu prouver de manière significative le bénéfice des moyens non médicamenteux.

Mais on sait que la « présence » active d'un professionnel auprès d'une patiente en travail diminue considérablement son niveau de stress et améliore le vécu de sa douleur.

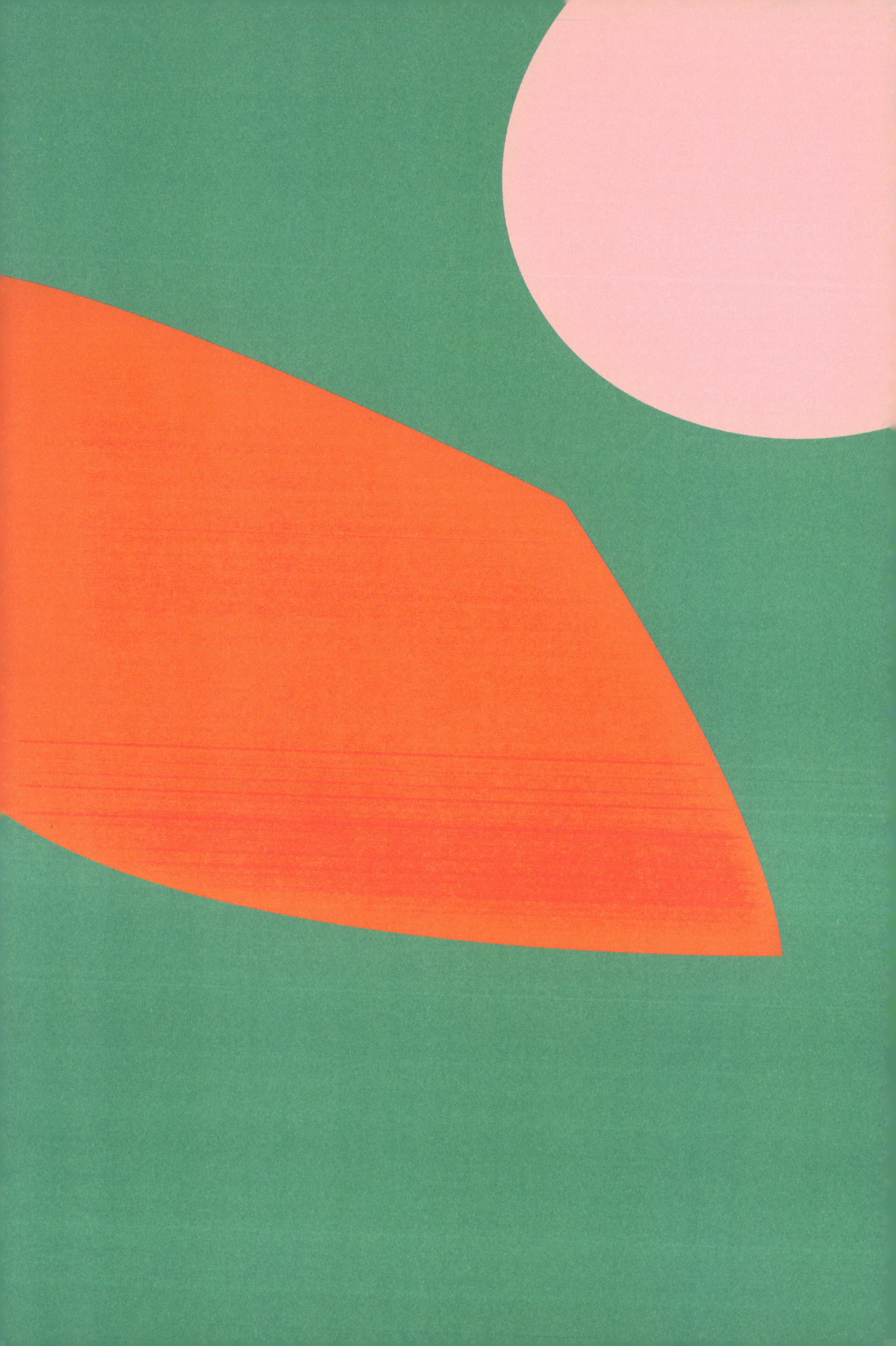

TOUT, TOUT, TOUT, JE SAURAI TOUT SUR L'ACCOUCHEMENT !

Vous l'aurez compris, l'accouchement est un challenge physique et psychologique pour les femmes ! Rentrons dans le vif de ce sujet que vous attendez avec impatience ou redoutez depuis neuf mois (voire plus !).

OÙ ACCOUCHER ?

Les femmes enceintes ont toute liberté de choisir leur lieu d'accouchement ! Toutefois, certaines maternités ou maisons de naissance, par le niveau de soins qu'elles peuvent offrir, peuvent refuser votre prise en charge si elle est considérée comme « à risque » et vous réorienter vers un autre lieu. Dans certaines grandes villes, il est nécessaire de s'inscrire très tôt dans l'établissement que vous aurez choisi pour accoucher. Si vous attendez le deuxième trimestre, vous pouvez ne plus avoir le choix.

En maternité, en toute sécurité

« Les maternités sont classées en trois types : 1, 2 ou 3 selon le niveau de soins. »

Une majorité de femmes décident d'accoucher dans la maternité d'un établissement public ou privé. Depuis les décrets du 9 octobre 1998, elles sont classées en trois types : 1, 2 ou 3 selon le niveau de soins.

Les trois types de maternités disposent d'une unité d'obstétrique (accouchement et hospitalisation pour pathologie de grossesse) et prennent en charge les grossesses normales.

Dans les maternités de niveau 1, sont accueillies toutes les situations physiologique au-delà de 37 SA. Une présence pédiatrique permet l'examen du nouveau-né à la maternité.

Les maternités de niveau 2 disposent d'une unité d'obstétrique et d'une unité de néonatalogie. Elles prennent aussi en charge les grossesses à risque modéré et les nouveau-nés nécessitant une surveillance particulière. Elles accueillent les nouveau-nés prématurés à partir de 32 ou 34 semaines d'aménorrhée (ce qui correspond environ au septième mois) ou à partir d'un poids de naissance de 1 500 grammes. On distingue le niveau 2a et le 2b. Ce dernier dispose d'un secteur de soins intensifs pour les nouveau-nés avec des pathologies plus lourdes.

Enfin, les maternités de niveau 3 disposent d'une unité d'obstétrique, d'une unité de néonatalogie et d'une unité de réanimation néonatale. C'est dans ces établissements que sont pris en charge les grossesses à très haut risque et les grands prématurés à partir de 25 SA.

Dans l'ensemble de ces structures, une équipe de garde assure la continuité des soins. En fonction du nombre d'accouchements, le personnel médical peut être sur place ou d'astreinte. Dans les maternités de niveaux 2 et 3, l'équipe de garde est sur place (obstétricien, pédiatre et anesthésiste). Dans les maternités de niveau 1, l'équipe de garde est souvent d'astreinte, c'est-à-dire appelée si besoin. Quel que soit le niveau d'une maternité, si il y a plus de 1 500 accouchements par an, l'équipe de garde doit être sur place.

JE DOIS CHANGER DE MATERNITÉ EN COURS DE ROUTE

Dans certaines circonstances, vous aurez choisi une maternité, mais la survenue de complications vous réorientera vers une autre maternité disposant d'un niveau de soins plus élevé. Cette décision est soit programmée, soit prise en urgence et il s'agit alors d'un transfert.

Pour cela, le réseau périnatal, en collaboration avec un régulateur du SAMU, organise et coordonne le transport. Celui-ci est soit médicalisé (véhicule du SAMU ou hélicoptère), soit non médicalisé (ambulance).

Ces situations représentent toujours un grand bouleversement pour la future maman, surtout s'il y a déjà des enfants à la maison. En effet, le transfert signifie parfois une hospitalisation loin du domicile, car il n'y a pas de maternités de niveau 3 dans tous les départements.

Ce sont des situations rares, mais qu'il ne faut pas ignorer.

Un exemple de transfert en urgence

La patiente présente, avant 32 semaines d'aménorrhée, des contractions utérines et des modifications du col significatives qui font craindre un accouchement prématuré. Elle doit alors être transférée dans une maternité de niveau 3 si elle a précédemment consulté dans une maternité de niveau inférieur.

Deux exemples de transferts programmés

- Le bébé a un retard de croissance et son poids de naissance est estimé à moins de 1 500 g. L'accouchement doit se faire dans une maternité de niveau 3. L'obstétricien y adresse la patiente pour programmer la naissance.

- Une grossesse de déroulement normal chez une femme obèse ne peut être considérée à bas risque obstétrical. Le risque de césarienne est plus élevé et sa réalisation plus difficile. Il y a également plus de risques d'un point de vue anesthésique : échec de pose de péridurale, intubation difficile en cas d'anesthésie générale. Le transfert d'une maternité de niveau 1 vers une maternité de niveau 2 en raison du poids maternel est une situation très sensible.

Les femmes enceintes qui doivent changer de maternité en raison de leur poids le vivent toujours très mal. Ces transferts sont souvent faits tardivement, au huitième ou neuvième mois, après la consultation d'anesthésie. Cette situation imposée est très délétère pour aborder sereinement l'accouchement.

Si vous êtes dans ce cas, n'hésitez pas à demander une aide psychologique et un accompagnement personnalisé. Le projet de naissance prend alors ici tout son sens. Écrire les raisons qui ont amené à changer d'établissement peut adoucir la blessure et permettre de se projeter différemment.

À domicile comme Marie, entre l'âne et le bœuf !

On y revient ! L'accouchement à domicile (AAD) représente 16 % des naissances par an en Hollande. Certains pays d'Europe du Nord sont très bien organisés pour les accouchements à domicile. Ils disposent d'un réseau de soins et d'une ambulance prête à partir pour la maternité garée presque sur le pas-de-porte des futures mamans ! Les sages-femmes qui interviennent dans les projets d'accouchement à domicile sont organisées en réseau et coordonnent leurs pratiques avec les établissements de soins les plus proches. Une organisation qui fait faire de sacrées économies au système de santé de ces pays !

« En France, soyons clairs, il n'y a pas de réseau qui permette de promouvoir un accouchement à domicile en toute sécurité. »

En France, soyons clairs, il n'y a pas de réseau qui permette de promouvoir un accouchement à domicile en toute sécurité. On compte environ 2 000 naissances par an à domicile et ce chiffre est très variable d'une année sur l'autre. L'état des lieux réalisé en 2018 par l'Association professionnelle de l'accouchement accompagné à domicile (APAAD) est intéressant (http://www.apaad.fr/wp-content/uploads/2019/09/ETAT-des-LIEUX-AAD-FRANCE-2018.pdf). Il montre un taux de réponse faible : 47 sages-femmes pratiquant des accouchements à domicile ont répondu sur les 88 recensées. Ce recueil est déclaratif. On ne peut donc rien conclure au sujet de la morbi-mortalité, c'est-à-dire des décès et des complications de la mère et de l'enfant. Ces données méritent toutefois d'être lues pour celles qui envisagent l'AAD.

Les sages-femmes qui pratiquent l'AAD sont peu nombreuses et peu soutenues par leur conseil de l'Ordre. Elles n'ont que très rarement des liens avec l'établissement de soins situé à proximité et n'ont souvent pas de couverture assurantielle. Certaines sages-femmes de l'enquête déclarent ne pas être équipées pour stabiliser une urgence vitale, comme l'hémorragie chez la mère ou la détresse respiratoire chez l'enfant. Elles n'ont pas toutes un appareil dédié à la surveillance de la tension artérielle.

À mon sens, le débat s'arrête là : en l'absence de réseau de soins autour de l'accouchement à domicile, de coordination des pratiques et de tensiomètre pour certaines sages-femmes, l'AAD en France n'est pas sécurisé, même pour les patientes à bas risque.

Je reçois régulièrement en consultation des patientes qui ont un projet d'AAD. J'ai remarqué qu'elles ne sont pas toutes à bas risque obstétrical. À chaque fois que j'ai essayé d'alerter les sages-femmes qui s'étaient engagées à les accompagner, je n'ai pas réussi à leur parler. J'ai écrit sans réponse. J'ai même envoyé, en recommandé, un compte rendu d'échographie faisant craindre une potentielle complication obstétricale, avec un refus de réception à la clé !

Pour autant, nous devons recevoir en consultation les femmes qui ont un projet d'AAD. Nous devons d'abord vérifier qu'elles sont bien à « bas risque » obstétrical puis les informer des risques encourus, malgré tout, en l'absence de réseau de soins. C'est une conviction personnelle qui est loin d'être partagée par tous les obstétriciens. En effet, ce sont des consultations qui se heurtent aux préjugés de chacun (médecins comme patientes) et demandent beaucoup d'énergie.

Je leur propose, avec leur accord, de signaler leur projet au SAMU. Ainsi, il leur suffit d'appeler le 15 pour qu'une équipe vienne les chercher à leur domicile. Ce signalement est un choix de service. Je ne cherche pas à entrer dans un débat inutile avec ces patientes. Je respecte leur liberté : elles ont le droit de choisir le lieu où elles vont accoucher, mais je leur dis qu'elles seront accueillies, si besoin, comme toutes les autres patientes. Je souhaite qu'elles entendent cela afin de ne pas retarder une venue nécessaire dans notre établissement. Je cherche également à améliorer l'image souvent médiocre qu'elles ont du monde médical. Il n'est d'ailleurs pas rare que le choix d'un AAD émane d'un traumatisme ancien qu'elles ont précédemment eu avec une maternité ou d'une autre prise en charge médicale dans un établissement de soins pour elle-même ou pour un proche.

« Si vous voulez accoucher à la maison, je vous encourage à en parler et à analyser les raisons qui vous amènent à y penser. »

Certaines sages-femmes qui pratiquent les AAD ont également des comptes à régler avec le monde médical. Dans le discours qu'elles tiennent, elles peuvent renforcer la méfiance à l'égard des soins médicaux.

Si vous avez envie d'accoucher à la maison, je vous le déconseille au vu de l'absence d'organisation des soins en France pour ce projet. Par contre, je vous encourage à en parler et à analyser les raisons qui vous amènent à y penser. Peut-être pourrez-vous trouver une oreille attentive, un médecin ou une sage-femme qui vous orientera vers un établissement de soins pouvant vous proposer un projet de naissance qui respectera, dans la mesure du possible, vos attentes.

Et si j'accouchais dans une maison de naissance ?

« Le concept des maisons de naissance est encore expérimental. »

L'objectif de ces lieux : répondre à une volonté de démédicaliser l'accouchement, mais de manière plus sécurisée qu'à domicile. Elles sont attenantes à un établissement de soins avec lequel elles ont passé une convention pour faciliter les transferts en cas de complications. Le concept des maisons de naissance est encore expérimental. La Haute Autorité de santé a établi un cahier des charges en 2013, avec un recueil systématique des données médicales pour en faire une évaluation à court terme.

On recense, en 2015, huit maisons de naissance implantées dans six régions françaises.

Les maisons de naissance sont gérées par deux sages-femmes minimum. Elles étaient déjà encouragées par la loi Kouchner de 2002 relative aux droits des malades et à la qualité du système de santé, mais elles n'ont vu le jour que très lentement, faute de cadre législatif et réglementaire précis.

Les sages-femmes qui y exercent assurent le suivi de grossesse, la naissance et le post-partum. Les femmes enceintes ne doivent pas présenter de risque médical. Leur grossesse doit être de déroulement normal. Ce choix implique un accouchement sans péridurale. Toutefois, une consultation d'anesthésie sera systématiquement réalisée dans l'établissement de soins auquel la maison de naissance est rattachée.

Ce ne sont pas des lieux d'hébergement. La sortie après l'accouchement est organisée et anticipée comme une sortie très précoce, moins de 24 heures après la naissance. Des visites à domicile sont programmées afin d'accompagner les suites de la naissance pour la mère et l'enfant.

Le premier rapport d'évaluation scientifique par le groupe de recherche de l'INSERM, paru en novembre 2019 et disponible en ligne (http://www.epopé-inserm.fr/wp-content/uploads/2019/11/Rapport_Maisons-naissance_2019-1.pdf) est encourageant pour pérenniser ce type de structure.

Le taux de transfert en urgence est faible et le niveau de sécurité élevé. Le 23 octobre 2020, les députés ont voté en faveur du développement des maisons de naissance. Le texte prévoit la création de douze nouvelles structures en deux ans. Il y en a déjà une centaine en Allemagne et 169 au Royaume-Uni.

À mon sens, la qualité de ces structures dépend de l'état d'esprit et des pratiques des sages-femmes qui y exercent. Si la sélection des patientes « à bas risque » n'est pas rigoureuse, alors les futures mamans sont exposées à des transferts secondaires vers la maternité attenante pour une prise en charge qui sera forcément retardée et mal vécue. La responsabilité de l'équipe de la maternité qui accueille alors la patiente dans une situation médicale difficile. Le projet est intéressant si les maisons de naissance répondent à la demande actuelle d'accoucher dans de plus petites structures offrant une unité de lieu (tous les soins au même endroit) et individualisant le suivi d'une grossesse normale et d'un accouchement à bas risque. Si les liens avec l'établissement de soins de rattachement ne sont que formels et non humains, la patiente n'est alors pas en sécurité.

« Seule une bonne entente professionnelle entre les sages-femmes travaillant dans ces structures et l'équipe de la maternité attenante permet une démédicalisation sécurisée. »

Seule une bonne entente professionnelle entre les sages-femmes travaillant dans ces structures et l'équipe de la maternité attenante permet une démédicalisation sécurisée.

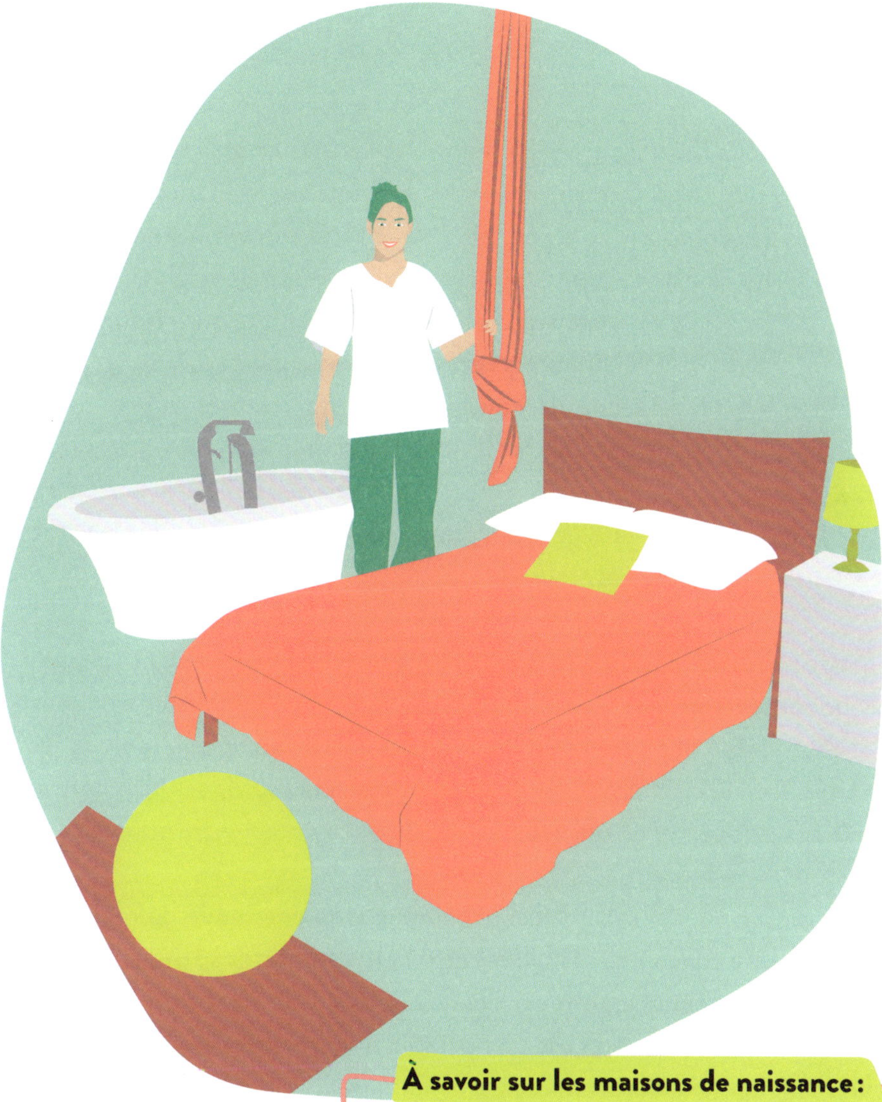

À savoir sur les maisons de naissance :

— grossesse et accouchement ne doivent pas présenter de risque médical.
— accouchement sans péridurale.
— sortie très précoce.

QUE METTRE DANS MON BALLUCHON ?

La maternité vous fournira probablement une liste de ce qu'il faut apporter pour vous et votre bébé. Certaines séances de préparation à l'accouchement sont dédiées à la composition de ce sac. Leur intérêt me semble limité si un document traite déjà de ce sujet. Vous partez pour un séjour de plus ou moins quatre jours. Si vous oubliez quelque chose, votre conjoint pourra toujours l'apporter. Amenez donc peu de choses. Certaines femmes qui viennent accoucher ont des bagages énormes. On dirait qu'elles emportent leur maison dans leur sac ! En général, plus le stress est intense, plus la valise est lourde !

« Vous partez pour un séjour de plus ou moins quatre jours. Si vous oubliez quelque chose, votre conjoint pourra toujours l'apporter. »

Si la maternité fournit les couches, renseignez-vous sur la marque et la qualité du produit, car ce n'est pas toujours un cadeau que l'établissement vous fait ! Il faut savoir que les grandes marques fournissent gratuitement les maternités. Il en va de même pour le lait artificiel. Ne vous laissez pas berner et choisissez d'apporter ce qui vous semble le mieux pour votre enfant !

Prévoyez un sac pour la salle d'accouchement avec une tenue de rechange pour vous et une tenue pour habiller votre bébé. Apportez votre maillot de bain si la salle d'accouchement est équipée d'une salle « nature » avec baignoire de dilatation. Celle-ci est comparable à un jacuzzi dans lequel vous vous immergez pendant la première partie du travail, celle où les contractions sont encore irrégulières et durant laquelle le col se modifie lentement. Pour la tenue de rechange, choisissez une chemise facile à déboutonner si vous avez choisi d'allaiter ou bien toute autre tenue que vous aimez. Vous ne prendrez pas votre douche en salle d'accouchement, donc gardez votre tenue « préférée » pour plus tard !

Pendant la période de surveillance qui suit l'accouchement, le bébé reste en couche, en « peau à peau » avec vous, et il est habillé juste avant le retour en chambre. Il faut prévoir body, brassière, pyjama, bonnet, nid d'ange ou petite turbulette. Si la naissance a lieu l'été, il faut également prévoir toutes ces épaisseurs. Les capacités de thermorégulation des nouveau-nés ne sont pas les mêmes que les nôtres. Les professionnels de la maternité vous guideront pour adapter les tenues en fonction de la température corporelle de votre bébé (surveillée au moins une fois par jour) et de celle des locaux. Les futures mamans m'interrogent souvent sur la taille des vêtements à acheter pour la naissance lors de la troisième échographie : naissance ou un mois ? Les vêtements taillent plus ou moins grands selon les marques et il est bien difficile de répondre à cette question. En pratique, est-ce un problème si le pyjama n'est pas parfaitement ajusté ? Choisissez surtout des vêtements pratiques afin que l'habillage de votre enfant ne devienne pas un véritable casse-tête chinois, car vous devrez changer la couche de bébé très souvent ! Comptez deux bodies par jour pour le petit chéri. Prévoyez aussi des langes (plein de langes !) pour l'emmailloter si le pyjama est un peu trop grand, pour le protéger, pour vous protéger des régurgitations et pour avoir rapidement sous la main de quoi recouvrir un linge souillé.

« Choisissez surtout des vêtements pratiques afin que l'habillage de votre enfant ne devienne pas un véritable casse-tête chinois, car vous devrez changer la couche de bébé très souvent ! »

Les slips jetables sont polluants et inutiles. Choisissez des sous-vêtements larges (mais pas trop !), confortables, en coton, lavables à des températures élevées. Les pertes sanguines qui suivent l'accouchement sont semblables à des règles. Il ne faut pas s'imaginer un raz de marée. Si c'est le cas, ce n'est pas normal et vous devez le signaler à la sage-femme qui s'occupe de vous. Les serviettes hygiéniques peuvent être fournies par la maternité. Comme pour les couches des bébés, ce n'est pas forcément un cadeau. Je vous conseille plutôt de prendre les serviettes hygiéniques que vous utilisez habituellement. Immédiatement après l'accouchement, l'utilisation de cups menstruelles ou de tampons n'est pas recommandée. Il faut également les éviter dans le mois qui suit.

Prévoyez deux soutiens-gorge d'allaitement si vous souhaitez donner le sein. Quand vous les achetez, faites-vous conseiller sur la taille qui dépendra de votre tour de poitrine de fin de grossesse. Vous prendrez de l'ampleur de ce côté-là !

Pour celles qui ont choisi le biberon, prenez une brassière de sport ou un soutien-gorge ajusté. On observe fréquemment une montée de lait même si la patiente ne souhaite pas allaiter et celle-ci peut être douloureuse. La première mesure à adopter est le maintien et la brassière est le sous-vêtement de choix, même si ce n'est pas le plus élégant !

Si vous prenez des médicaments, apportez-les. Et n'oubliez pas l'ordonnance si le prescripteur n'est pas votre obstétricien ou votre sage-femme.

Dans certaines listes fournies par les maternités, vous pourrez lire : « Apportez des chaussons, un sèche-cheveux… » Ces consignes sont indicatives ! Apportez toutes les petites choses qui vous feront vous sentir mieux. Par exemple, si vous buvez du thé, apportez le vôtre, car celui des collectivités est mauvais. Amenez un foulard pour préserver votre intimité si vous allaitez et pour égayer votre teint. Et si vous avez le goût du détail, apportez une taie d'oreiller pour recouvrir celle fournie par le service. Vous vous sentirez bien si vous avez l'impression d'être chez vous et pouvez disposer de vos propres affaires.

« Apportez toutes les petites choses qui vous feront vous sentir mieux. »

Les premières photos de la maman et de son bébé sont prises à la maternité. Vous les regarderez longtemps et votre enfant les regardera toute sa vie. Pensez à prendre une tenue que vous appréciez, dans laquelle vous vous aimez, pour immortaliser ces moments dans l'intimité de votre chambre de maternité.

3, 2, 1… PARTEZ ! QUAND ME PRÉSENTER À LA MATERNITÉ ?

Quand le travail est imminent, il y a un conflit d'émotions. La peur et l'appréhension sont couplées avec la joie et l'excitation ! Afin d'anticiper une petite perte de contrôle, enregistrez le numéro d'urgence de la maternité dans votre portable. Idéalement, votre conjoint ou la personne qui vous accompagne à votre accouchement doit faire de même. Vous pouvez prévenir de votre arrivée ou vérifier avec une sage-femme s'il est nécessaire de venir.

Si vous avez une grossesse à risque, un bébé en siège, des jumeaux ou une situation médicale particulière, il est préférable (mais ce n'est pas obligatoire !) de prévenir de votre arrivée. L'équipe de garde pourra ainsi consulter votre dossier médical avant votre venue.

Splatch, une flaque !

Si vous perdez les eaux, vous devez venir à la maternité. De temps en temps, cette perte de liquide amniotique n'est pas franche. Vous pouvez avoir l'impression d'être humide de manière inhabituelle. Si cette sensation persiste, vous devez consulter.

Dans le cas d'une perte franche de liquide amniotique, vous pouvez prendre le temps d'une douche si toutes les conditions suivantes sont réunies :

- vous êtes à terme ou proche du terme ;
- votre bébé est en présentation céphalique (c'est-à-dire la tête en bas) ;
- le liquide est parfaitement translucide, comme de l'eau ;
- vous avez peu ou pas de contractions.

Certaines situations nécessitent que vous veniez immédiatement après avoir rompu la poche des eaux :

- votre bébé est en siège ;
- vous n'êtes pas à terme ;
- le liquide amniotique est coloré (vert ou rouge sang) ;
- vous avez des contractions subitement très douloureuses ou très rapprochées ;
- votre accouchement était programmé par césarienne.

Halte aux clichés !

La plupart des femmes rompent la poche des eaux pendant le travail à la maternité. Rien à voir avec la manière dont sont représentés les accouchements dans les films !

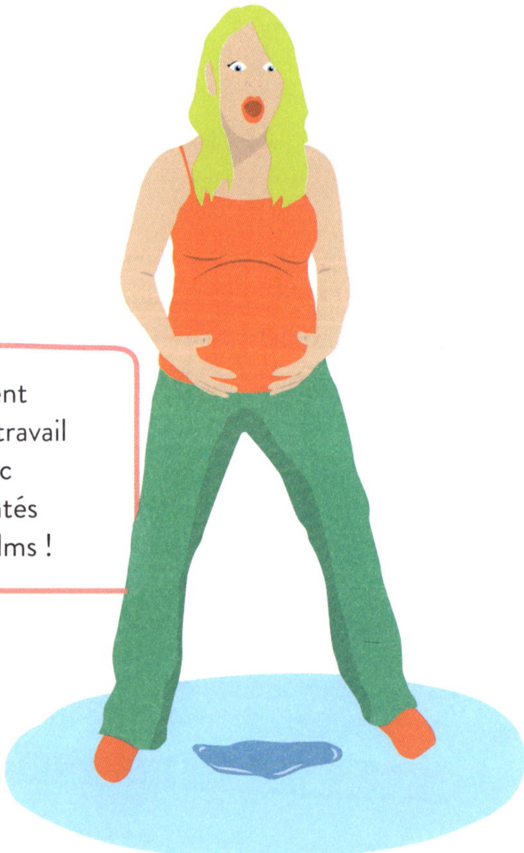

Aïe, aïe, aïe ! Les maux qui doivent alerter quand la date du terme approche

Vous devez aussi venir à la maternité :

- si vous avez des contractions douloureuses qui se rapprochent : une contraction toutes les cinq à dix minutes depuis une ou deux heures non apaisées par une douche, un bain chaud ou la prise d'un gramme de paracétamol ;

- si vous avez l'impression de ne pas sentir votre bébé bouger. En général, les mouvements actifs du bébé sont principalement ressentis quand la maman s'accorde des moments de repos, souvent le soir et la nuit. En réalité, le bébé bouge régulièrement au cours de la journée et il a des périodes dites de « sommeil ». Si le bébé ne bouge pas dans les périodes habituelles où vous le sentez, il est préférable de venir consulter ;

- si vous avez des saignements, il est impératif de venir consulter sans tarder. La perte du bouchon muqueux fait régulièrement consulter les femmes proches du terme ou à terme, car elles sont impressionnées par ces pertes inhabituelles : il s'agit de pertes gluantes comparables à du blanc d'œuf qui contiennent souvent des filaments sanglants. En réalité, ce n'est pas du tout inquiétant si c'est un symptôme isolé. A contrario, des saignements comparables à des règles doivent impérativement faire consulter ;

- si vous avez des maux de tête qui ne sont pas soulagés par le paracétamol ;

- si vous avez des douleurs abdominales ou lombaires, liées ou non à des contractions utérines ;

- si vous avez de la fièvre, et même si ce symptôme est isolé.

COMMENT SE DÉROULE MA PRISE EN CHARGE EN SALLE D'ACCOUCHEMENT ?

On aborde ici les situations fréquentes qui amènent les femmes à terme à consulter à la maternité.

J'ai perdu les eaux et j'ai des contractions douloureuses

Assez souvent, la future maman ressent des contractions plus fréquentes, irrégulières, mais aussi plus douloureuses. Elle sent que quelque chose se prépare… Et soudain, la poche des eaux se rompt, les contractions s'intensifient et deviennent plus fréquentes et régulières. Vous pourrez alors vous donner un peu de temps (le temps d'une douche, par exemple) à la maison si vous arrivez à gérer la douleur et si le liquide est bien clair. Vous devez ensuite vous diriger vers la maternité. Les constantes habituelles seront vérifiées (tension artérielle, pouls, température). Vous aurez un monitoring (enregistrement du rythme cardiaque fœtal et des contractions utérines) et un examen du col. En fonction de l'avancée du travail et de ce que vous souhaitez pour votre accouchement (avec ou sans péridurale), on vous orientera au mieux : vers la salle d'accouchement ou vers les chambres dites de « prétravail ». Les chambres de prétravail permettent de laisser s'installer la phase de latence, tout en déambulant. La préparation à l'accouchement est alors importante pour avoir des « trucs » (souffle, positions, danse, chant, postures de yoga, balancements…) qui vous permettent de gérer cette phase avec sérénité parce que vous savez où vous allez ! C'est aussi le moment où l'alliance thérapeutique avec les sages-femmes s'installe pour vous accompagner au mieux.

« En fonction de l'avancée du travail et de ce que vous souhaitez pour votre accouchement (avec ou sans péridurale), on vous orientera au mieux. »

COMMENT SE DÉROULENT HABITUELLEMENT LE TRAVAIL ET L'ACCOUCHEMENT ?

La phase dite de « latence » est la première partie du travail. Les contractions sont irrégulières et le col se modifie lentement.

À celle-ci succède la phase dite « active » : les contractions deviennent régulières et augmentent en intensité. Elles s'accompagnent souvent d'un raccourcissement, d'un ramollissement et d'une dilatation du col.

Si vous souhaitez une péridurale, celle-ci peut être posée quand le diagnostic de début de travail est fait : les contractions sont alors régulières et le col devient mince.

Le travail se poursuit et la dilatation progresse jusqu'à 10 cm. Enfin, le col n'est plus perçu à l'examen lors du toucher vaginal, car la tête du bébé commence à descendre dans le bassin.

Commence alors la deuxième partie du travail jusqu'à la naissance.

La troisième étape concerne l'expulsion du placenta.

J'ai perdu les eaux sans contractions

Si la surveillance de la mère et de l'enfant est normale, on vous propose d'attendre les contractions. Une prise de sang est souvent réalisée quand la rupture est confirmée. À membranes rompues, le risque est infectieux, car « l'œuf est ouvert ».

Si la maman n'a pas de température, si l'enregistrement du rythme cardiaque du bébé est normal, on peut tout à fait attendre entre 12 et 24 heures. Durant cette attente, le travail peut démarrer naturellement et vous pouvez avoir spontanément des contractions. Si vous n'avez pas de contractions passé ce délai, l'équipe médicale vous proposera un déclenchement que nous aborderons en détail plus loin (voir p. 160).

Une fois la rupture de la poche des eaux confirmée, la surveillance se fait systématiquement à la maternité. Le rythme cardiaque fœtal (monitoring) et vos constantes (pouls, tension artérielle et température) sont surveillés et on vous accompagne selon l'évolution de votre situation. Le col est examiné à votre arrivée. Il n'y a pas d'examen du col systématique ensuite en l'absence de contractions. Multiplier les touchers vaginaux augmente le risque d'infection de l'œuf. Il ne faut donc faire que les examens nécessaires, c'est-à-dire ceux qui peuvent modifier votre prise en charge.

« Une fois la rupture de la poche des eaux confirmée, la surveillance se fait systématiquement à la maternité. »

La rupture de la poche des eaux n'est pas toujours franche, brutale et évidente, avec l'écoulement d'une grande quantité de liquide. Elle est parfois minime. Il s'agit d'une simple « fissure ». Dans ce cas-là, un test est effectué avec un écouvillon vaginal pour confirmer que l'écoulement correspond bien à du liquide amniotique et non à des pertes vaginales. Si une fissure est confirmée, la prise en charge est la même que la rupture franche.

J'ai des contractions douloureuses, mais mon col n'est pas dilaté

Il s'agit d'un faux travail. On vous proposera différents moyens médicamenteux et/ou non médicamenteux pour gérer la douleur. Cette situation évolue soit vers un arrêt des contractions soit vers un début du travail avec des modifications du col.

C'est un des cas où la préparation physique à l'accouchement a toute sa place. Vous pouvez mettre en œuvre tout ce que vous y avez appris. Se mobiliser est essentiel. La position allongée sur un matelas est la position dans laquelle vous serez la moins confortable. Il ne faut pas hésiter à demander du matériel si on ne vous le propose pas. Vous pouvez par exemple demander un ballon pour vous asseoir et faire des mouvements circulaires du bassin. Si votre conjoint veut participer, il peut vous masser le bas du dos pour vous détendre et vous soulager pendant ou entre les contractions. Vous pouvez également demander à être installée dans une salle équipée de lianes. Le fait de se suspendre pendant les contractions permet de soulager les pressions sur le périnée et diminue les contractures musculaires.

« C'est un des cas où la préparation physique à l'accouchement a toute sa place. »

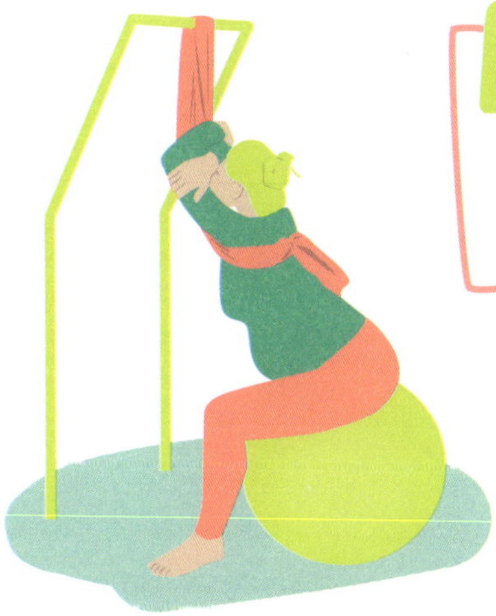

Ne pas hésiter à demander du matériel !

La position allongée sur un matelas est la position dans laquelle vous serez la moins confortable.

Idéalement, on vous installe dans la salle dite « nature », équipée d'une baignoire. L'immersion accélère l'évolution de ce faux travail vers un « vrai » ou, à l'inverse, calme les contractions. L'eau chaude permet cette transition dans de bonnes conditions. Vous pouvez être immergée dans le bain tout en ayant un monitoring de surveillance fœtal. Les capteurs du bébé peuvent être branchés en Bluetooth. Si vous n'avez pas accès à une baignoire, une douche bien chaude peut également vous aider.

Si le faux travail persiste de longues heures et que la douleur est difficile à gérer, l'équipe médicale peut vous proposer des antidouleurs, en comprimés ou perfusion.

Le jour du terme est atteint, mais je n'ai pas de contractions !

Un enfant qui naît après 37 semaines d'aménorrhée n'est plus prématuré et les femmes se mettent généralement en travail entre 38 et 41 semaines d'aménorrhée (SA). Si bébé ne pointe pas le bout de son nez, vous devez impérativement avoir un rendez-vous le jour de votre terme (voir la consultation dite « de terme », p. 89).

LA SAGE-FEMME PROPOSE DE ME DÉCOLLER

On peut vous proposer lors de la consultation de terme de « décoller la poche des eaux ». Mais qu'est-ce donc ? Par une manœuvre au doigt, introduit dans le col, la sage-femme décolle le pôle inférieur de l'œuf, c'est-à-dire la partie de la poche qui est entre la tête du bébé et le col, par de petits mouvements circulaires. Cette manœuvre entraîne la plupart du temps des contractions et précipite parfois le début du travail dans les heures qui suivent. De la même manière, on peut proposer aux femmes d'avoir des rapports sexuels pour « faire venir » les contractions.

En réalité, ces deux méthodes ne sont pas recommandées pour induire le travail. Ce sont des choses qui « se font » ou qui « se proposent » sans preuve réelle d'efficacité. Le décollement de la poche des eaux ne peut se faire que sur un col déjà modifié. En effet, si le col ne laisse passer qu'un seul doigt de la sage-femme et qu'il est ferme (ou tonique ou dur), la manœuvre de décollement de la poche des eaux peut être très douloureuse. Il vaut mieux alors s'abstenir. Ce « petit coup de pouce » est rarement proposé si sa faisabilité est douteuse. Quant aux rapports sexuels à terme, dites « oui » pour vous procurer du plaisir, sans compter sur leur efficacité pour déclencher le travail. Si l'utile s'allie à l'agréable, alors décollez vers le septième ciel... puis vers la maternité !

Si je suis déclenchée

Un déclenchement est défini par l'induction artificielle du travail. On utilise pour cela des moyens médicamenteux ou non médicamenteux.

Le déclenchement peut être médical dans de nombreuses situations : bébé trop petit ou trop gros, diabète mal équilibré à terme, hypertension artérielle, dépassement de terme...

Le déclenchement peut également être demandé pour « convenance » personnelle, souvent pour des raisons d'organisation familiale.

« Les modalités du déclenchement sont choisies en fonction de l'examen du col, de l'appui de la tête du bébé et de la parité, c'est-à-dire du nombre de fois où vous avez accouché auparavant. »

Les modalités du déclenchement sont choisies en fonction de l'examen du col, de l'appui de la tête du bébé et de la parité, c'est-à-dire du nombre de fois où vous avez accouché auparavant. On parlera de col « tonique ou mou », de col « antérieur ou postérieur », de col « ouvert ou fermé ».

Quand le col n'est pas prêt pour l'accouchement, il a la consistance et la longueur de votre bout de nez ! Et là, 100 % des lecteurs sont en train de se tâter le nez ! Puis vous devez imaginer, quand il se ramollit, qu'on peut introduire un ou deux doigts dans le col comme dans de la pâte à modeler.

Après cette évaluation, on lance le déclenchement.

La plupart du temps, on commence par placer un gel ou un tampon de prostaglandines au niveau du col. Ce médicament induit des contractions utérines, entraîne des modifications du col et lance les étapes de l'accouchement. Le délai d'action est imprévisible.

Si le col est déjà ouvert et ramolli, on peut vous installer dès le début du déclenchement en salle d'accouchement pour bénéficier d'une perfusion d'ocytocine. C'est une hormone naturelle, dont on augmentera progressivement le débit. Elle donne des contractions de plus en plus rapprochées et qui deviennent douloureuses.

Il faut parfois utiliser différentes méthodes successives pour arriver à lancer le travail. Cela peut durer plusieurs jours. Le bébé est surveillé par des monitorings réguliers, voire continus. Mobilisez-vous à chaque fois que c'est possible pendant toute cette phase. Cela favorise le travail et vous aide à gérer la douleur. Ne restez surtout pas au fond du lit, car vos contractions vous paraîtront plus douloureuses ! Profitez de la salle « nature » si elle est disponible.

Si vous le souhaitez, vous pouvez demander une analgésie péridurale, tout comme une femme qui serait entrée en travail naturellement. Elle reste facultative.

Beaucoup de femmes sont inquiètes à l'évocation d'un déclenchement. Elles ont lu ou entendu qu'il est plus douloureux qu'un travail naturel. Je ne crois pas qu'on puisse dire cela.

C'est en fait le contexte de déclenchement qui influence la façon dont il est vécu. Toutes les situations médicales de déclenchement sont différentes.

La douleur est une expérience individuelle. Il existe des échelles d'évaluation pour tenter de la quantifier : on demande à intervalle régulier à la patiente de la situer entre 0 et 10, sachant que 10 représente la pire douleur jamais connue. Cela permet de supprimer la subjectivité d'interprétation du soignant. Si la femme évalue sa douleur à 8, c'est qu'elle a très mal. Peu importe ce qu'en pense l'équipe soignante, la douleur doit alors être prise en charge comme telle.

POUSSEZ MADAME !

Nous y sommes ! Il y a un peu d'agitation autour de vous. La sage-femme va vous dire avec des étoiles dans les yeux : « On s'installe ! » C'est leur moment préféré, aux sages-femmes, c'est le cœur de leur métier ! Elle va enfin accueillir avec vous votre petite merveille. Sous péridurale, vous pourrez ressentir un appui du bébé dans les fesses et parfois même l'impression étrange qu'il se dirige vers la sortie sans contrôle. Parfois, vous ne ressentirez rien ou peu de choses. Cette sensation, que les choses avancent à votre insu, ne doit pas vous inquiéter. La sage-femme vous guidera dans les efforts de poussée.

L'intensité des efforts que vous aurez à fournir sur cette phase du travail est difficile à prévoir. De la balade du dimanche au véritable marathon, chaque accouchement est différent ! Selon votre préparation, la fatigue que vous aurez ou non accumulée tout au long du travail, le grand dénouement sera plus ou moins facile. On voit des scènes de désolation quand il faut pousser et que la maman est à bout de forces. Parfois, lors du suivi de fin de grossesse, certaines futures mamans expriment même un épuisement tel qu'elles ne se sentent pas capables d'accoucher. La force que vous trouverez le jour de la naissance de votre enfant pour le mettre au monde est réelle, elle existe, même si vous pensez le contraire. Préparez-vous à vous rencontrer vous-même !

« L'intensité des efforts que vous aurez à fournir sur cette phase du travail est difficile à prévoir. »

Quand la tête sort, la sage-femme dégage lentement le corps de votre enfant. Il pleure immédiatement ou non. Parfois, il faut le sécher un peu pour qu'il pousse son premier cri. Il faut couper le cordon tout de suite ou non : si bébé est un peu surpris par la naissance, on coupera rapidement le cordon pour l'aider à trouver ses marques. Vous ou le papa couperez le cordon vous-même si vous le souhaitez, ce n'est pas douloureux pour le bébé. Puis on lui mettra une petite pince prêt de l'ombilic qui sera retirée à la maternité avant sa sortie.

Certains couples souhaitent que le cordon ne soit pas coupé avant qu'il ne cesse de battre. Sur les réseaux sociaux, on a pu lire ou entendre que le seul intérêt de couper le cordon dans les premières minutes de vie serait de faire en sorte que l'accouchement se termine plus vite : on fait la vaisselle et on se casse !

Un peu plus avisée que les réseaux sociaux, l'Organisation mondiale de la santé préconise depuis 2014 le clampage du cordon après une à trois minutes « pour toutes les naissances ». Le maintien de la circulation du sang entre le placenta et le nouveau-né pendant ce laps de temps pourrait contribuer à améliorer ses réserves en fer. En 2017, la Haute Autorité de santé a émis des recommandations selon lesquelles le clampage du cordon est préconisé « au-delà des trente premières secondes chez les nouveau-nés ne nécessitant pas de réanimation ». Attendre « une heure » ou « l'arrêt de ses battements » avant de couper le cordon n'est pas recommandé et pourrait même augmenter les risques d'hémorragie du post-partum.

> **« L'Organisation mondiale de la santé préconise le clampage du cordon après une à trois minutes. »**

LIBÉRÉE, DÉLIVRÉE : LA MORT DU PLACENTA

Le placenta a tout donné pendant neuf mois et voilà qu'il s'en va ! Nutrition, excrétion, oxygénation pour finalement prendre la direction de la poubelle, comme un déchet !

Au fur et à mesure que le fœtus acquiert ses fonctions vitales autonomes, le placenta devient mature et dégénère. Plus poétiquement, Christèle Proust écrit dans « Le coq-héron » (revue Erès, 2010) : *« La création du corps de l'Homme est ainsi soutenue par la perte du placenta qui laissera sur ce nouveau corps une cicatrice, une petite fosse : le nombril, qui est la marque de cette séparation, cause finale de la naissance. C'est le signe d'un au-delà de ce corps et d'un passé organiquement autre. »*

L'expulsion du placenta est la troisième phase de l'accouchement. Après la naissance du bébé et alors qu'il est posé tout contre vous en « peau à peau », le placenta va sortir, en général dans les trente minutes qui suivent la naissance, grâce à la reprise des contractions utérines. C'est ce qu'on appelle la « délivrance ». Ce délai doit être abrégé en cas de saignements jugés abondants.

« Dans les trente minutes qui suivent la naissance, le placenta va sortir. C'est la délivrance. »

Après l'expulsion du placenta, la sage-femme fait des points de suture (voir les déchirures périnéales p. 175) si cela est nécessaire. Sous péridurale, vous ne les sentirez a priori pas. Toutefois, si cela est inconfortable ou douloureux, une adaptation de l'analgésie sera faite localement ou dans le cathéter de péridurale.

Après l'accouchement, vous resterez deux heures en salle de naissance, pour la surveillance des saignements, notamment. Vous pourrez mettre votre bébé au sein si vous le souhaitez et être aidée pour cela, sinon donner le premier biberon guidée par les conseils des sages-femmes et des auxiliaires de puériculture.

Vous ressentirez encore des contractions dans les suites immédiates de l'accouchement et à la maternité, parfois même très douloureuses. Pour les mamans qui allaitent, le moment des tétées peut déclencher ces épisodes de contractions, que l'on appelle des « tranchées ». Cela ne doit pas vous inquiéter. L'utérus reprend sa place et se contracte naturellement. Ce phénomène s'estompe en quelques jours.

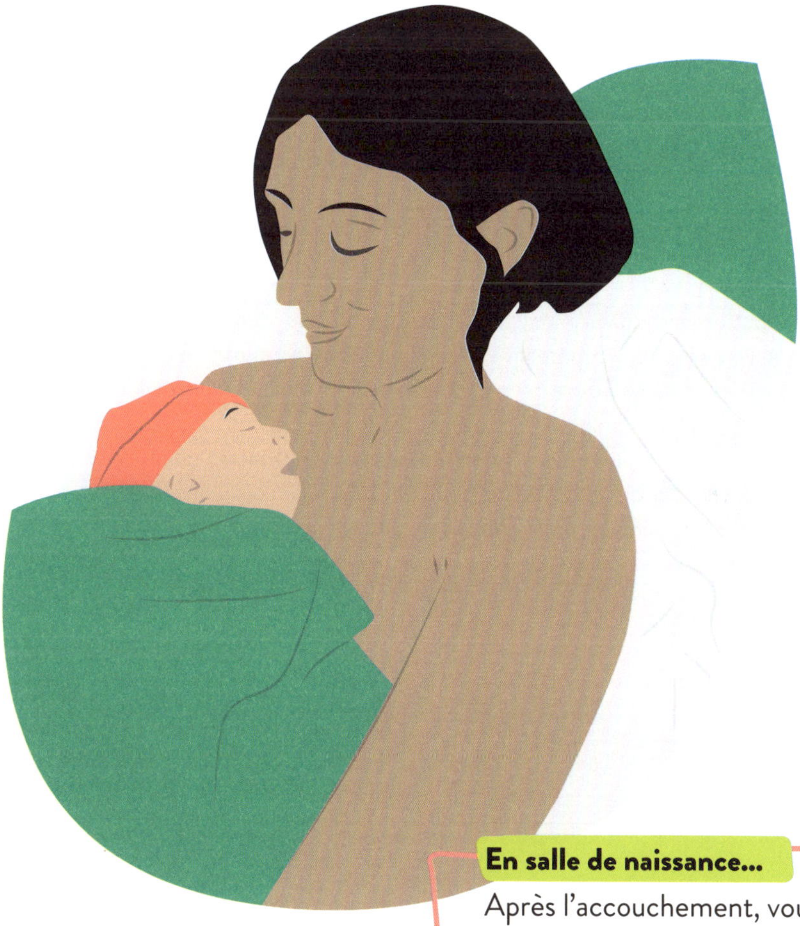

En salle de naissance...

Après l'accouchement, vous resterez deux heures en salle de naissance. Vous pouvez profiter de ce temps pour mettre votre bébé au sein si vous le souhaitez.

LES COMPLICATIONS DE LA DÉLIVRANCE

Cette troisième phase de l'accouchement peut parfois se compliquer. La complication la plus grave est « l'hémorragie de la délivrance » qui est associée ou non à une rétention du placenta. Il s'agit d'un saignement abondant qui nécessite une prise en charge médicale multidisciplinaire (anesthésiste, obstétricien, sage-femme) immédiate. Cela concerne environ 1 % des accouchements.

Si le saignement survient alors que le placenta n'est pas expulsé (en cas de rétention du placenta), il faut aller le chercher dans l'utérus. Cette manœuvre nécessite une analgésie. La péridurale, si elle est efficace, suffit pour que ce geste soit réalisé dans de bonnes conditions. Si l'accouchement s'est fait sans péridurale, une anesthésie peut être réalisée en cas d'hémorragie. Cette complication nécessite un enchaînement de thérapeutiques allant parfois jusqu'à la transfusion sanguine.

C'est une situation particulièrement bouleversante pour la famille. Souvent, le père est séparé de la maman et accompagné avec le nouveau-né dans une nurserie adjacente. Les soins médicaux ne permettent pas sa présence. La prise en charge de l'hémorragie de la délivrance, si elle est efficace, peut permettre que la famille soit de nouveau réunie rapidement. Rarement, cette complication nécessite une prise en charge médicale, voire chirurgicale, qui sépare la famille plus longtemps. Heureusement, ce dernier cas de figure est très rare.

Actuellement, l'application systématique des recommandations médicales sur la délivrance permet d'en réduire notablement les complications.

QUELQUES SITUATIONS PARTICULIÈRES

Mon bébé a les fesses en premier

C'est la présentation dite du « siège ». Votre bébé peut se présenter avec les fesses en bas jusqu'au troisième trimestre et se retourner vers 32 SA. Lors de la troisième échographie, s'il est toujours dans cette position (15 à 20 % des cas), on commencera à évoquer avec vous la prise en charge de cette présentation. Un rendez-vous de contrôle échographique est programmé vers 35 ou 36 semaines d'aménorrhée. Il n'est pas rare que le bébé choisisse de mettre la tête en bas « tout seul » dans cette période-là. En attendant, il peut vous être proposé de faire des exercices positionnels comme le « pont indien ». Cela consiste à vous allonger sur le dos puis à surélever vos fesses à 30 cm du sol. Il faut le faire plusieurs fois par jour pour obtenir une efficacité. Vous pouvez aussi bénéficier de séances d'acupuncture ou d'ostéopathie pour favoriser la pirouette de bébé. L'acupuncture consiste à stimuler avec des aiguilles un point précis qui peut augmenter les mouvements de votre bébé. Parce qu'elle travaille sur la mobilité du bassin, l'ostéopathie permet de détendre le muscle utérin et inciterait ainsi le bébé à placer sa tête en bas. Le bénéfice de ces méthodes est difficile à évaluer scientifiquement, la période entre 32 et 36 SA étant celle où les bébés se retournent spontanément. Actuellement, il n'y a pas de preuve de leur efficacité.

Une version par manœuvre externe (VME) vous est proposée si la présentation en siège persiste à 36 SA. Elle consiste à lever les fesses du bébé et à pousser sa tête vers le bas pour l'aider à faire une pirouette. C'est un obstétricien qui pratique cette manœuvre. Vous devez être à jeun et avoir vu préalablement l'anesthésiste. Vous pouvez accepter ou refuser que cette manœuvre soit effectuée. Son taux de réussite est d'environ 50 %. Cette manipulation n'est pas agréable pour la maman. Elle est d'autant plus douloureuse que la maman est tendue, car les mains de l'opérateur luttent contre les tensions musculaires de celle-ci.

Les conditions idéales pour sa réussite sont : une maman détendue, un utérus souple, une quantité de liquide amniotique confortable et un bébé encore « haut », c'est-à-dire qui n'appuie pas encore sur le bassin. Si on vous propose cette manœuvre, je pense qu'il faut aller dans ce sens. C'est un moment désagréable, mais les avantages sont bien supérieurs aux risques. La manœuvre entraîne rarement des contractions, une perte de liquide amniotique, voire des saignements. Le bébé peut également présenter des variations du rythme cardiaque qui incitent à précipiter sa naissance.

Si la version est un échec, on envisage la possibilité d'un accouchement par le siège. On fait une évaluation radiologique du bassin. Les mesures du bassin, confrontées à celles du bébé, permettent de préconiser une voie basse ou une césarienne programmée. Bien sûr, cette situation est discutée avec l'obstétricien. Les femmes expriment régulièrement leur peur d'accoucher par le siège, leur peur que la tête reste « coincée » ou le manque de force pour pousser, surtout quand il s'agit d'un premier bébé. Ce sont des angoisses bien naturelles, pour lesquelles le médecin doit essayer de vous rassurer. Inquiète ou non, vous aurez le dernier mot sur la voie d'accouchement ! Il faut cependant être bien informée de ce qu'est une césarienne programmée. J'y reviendrai un peu plus loin (voir p. 170).

« Inquiète ou non, vous aurez le dernier mot sur la voie d'accouchement ! »

Si tous les feux sont au vert pour un accouchement par le siège, par voie basse, il ne vous reste alors plus qu'à attendre le début spontané du travail ! En effet, l'accouchement par le siège est possible si les contractions arrivent naturellement (le déclenchement est rare, mais pas contre-indiqué), si la dilatation du col est régulière et brillante (dilatation du col de l'utérus d'un centimètre par heure minimum jusqu'à dix centimètres), si le bébé s'engage dans le bassin sans encombre... Les fesses en premier, c'est OK si tout est parfait ! Mais vous aurez donc toujours un peu plus de risques d'avoir une césarienne à terme ou en cours de travail qu'avec un bébé la tête en bas.

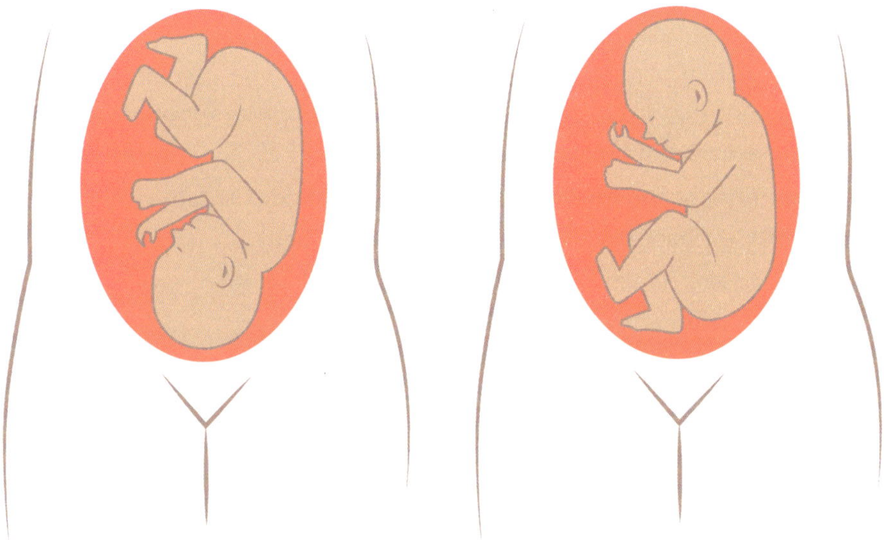

Tête en bas ou tête en l'air ?

Si votre bébé est toujours en siège au moment de l'accouchement, vous devez être consultée sur le choix de la voie d'accouchement (voie basse ou césarienne programmée).

J'attends des jumeaux

Pour les jumeaux, c'est comme pour le siège : le choix de l'accouchement par voie basse est retenu si tous les feux sont au vert ! En fonction des équipes, une imagerie du bassin est réalisée, y compris si les deux enfants se présentent avec la tête en bas. En effet, il n'est pas rare pour un accouchement de jumeaux de faire naître le deuxième enfant en l'attrapant par les pieds, ce qui revient finalement à un accouchement par le siège.

Si vous attendez des jumeaux ou un bébé qui se présente en siège, la péridurale est chaudement recommandée ! En effet, il est souvent nécessaire d'effectuer des manœuvres pour favoriser la naissance. Et celles-ci sont plus aisées si la maman est bien soulagée !

Il n'est pas recommandé de pratiquer systématiquement une épisiotomie. Celle-ci se décide au cas par cas.

J'ai une césarienne programmée

Si votre accouchement est prévu par césarienne, vous êtes hospitalisée le matin même ou la veille au soir. Votre conjoint ou l'accompagnant que vous avez choisi peut être admis en salle d'intervention sous certaines conditions. Il doit s'agir d'une « césarienne à bas risque sous rachianesthésie », ce qui signifie que la future maman n'est pas complètement endormie. Cet accompagnant n'est pas autorisé dans tous les blocs opératoires et il est nécessaire d'anticiper cette question avec l'obstétricien qui réalise la césarienne.

Les femmes enceintes rapportent régulièrement l'angoisse d'avoir mal si elles ne sont pas endormies. Cependant, elles peuvent avoir vraiment confiance en ce mode d'anesthésie locorégionale, où seulement les jambes et le ventre sont endormis. Les patientes sentent que l'obstétricien les touche, mais ne ressentent pas de douleurs. Une sonde vésicale est mise en place pendant que la rachianesthésie s'installe et vous pouvez avoir quelques sensations désagréables. Ce mode d'anesthésie est une chance, car il permet de vivre la naissance de votre enfant, d'entendre son premier cri et de le voir immédiatement ! Il y a souvent un peu de sang sur lui, de la même manière que s'il naissait par voie basse. La naissance de votre enfant est très rapide après le début de l'intervention, souvent moins de cinq minutes. Votre bébé est ensuite confié à la sage-femme pour qu'elle lui mette un bonnet et une couche. Souvent, elle le ramène ensuite près de vous quelques instants. Au bloc opératoire, les températures sont basses, souvent pas plus de vingt degrés. Comme vous n'êtes pas en mesure de faire du « peau à peau » (le meilleur moyen d'assurer au bébé une bonne température !), il faut une couveuse ou un berceau chauffant et ne pas prolonger le séjour de bébé au bloc opératoire. Aussi, la sage-femme réunit le bébé et votre accompagnant au calme dans une pièce à la maternité ou en salle d'accouchement. Si elle le souhaite, la personne qui vous accompagne peut faire du « peau à peau ».

« La rachianesthésie est une chance, car elle permet de vivre la naissance de votre enfant, d'entendre son premier cri et de le voir immédiatement ! »

De votre côté, il faut compter une vingtaine de minutes après la naissance pour que l'intervention se termine. Vous serez ensuite amenée en salle de réveil, dans un lit, pour la surveillance postopératoire qui consiste à vérifier que l'utérus est bien tonique, que les saignements sont normaux et que vous recouvrez peu à peu la motricité et la sensibilité de vos jambes. Dans le même temps, des médicaments antidouleur (antalgiques) vous seront administrés par voie veineuse.

Ensuite, vous retrouverez votre bébé dans votre chambre, à la maternité. La sonde vésicale sera rapidement retirée, ce qui n'est pas douloureux.

En fonction des organisations des maternités et du bloc opératoire, la maman peut parfois bénéficier de la surveillance postopératoire à proximité du papa et du nouveau-né.

Quelques heures après la césarienne, grâce aux médicaments antalgiques qui seront administrés et si tout se passe bien, vous pourrez vous lever et uriner normalement. Un repas léger vous sera également servi.

Concernant les suites de césarienne, il y a eu, ces dernières années, une évolution des protocoles de prise en charge qui permet une récupération rapide et une durée d'hospitalisation proche des suites d'un accouchement par voie basse.

Quand la césarienne a lieu en urgence, les suites peuvent être plus longues selon les circonstances. Comparativement à une césarienne programmée, les mamans récupèrent plus difficilement d'une césarienne faite au milieu de la nuit et après un long travail.

La naissance nécessite une aide instrumentale

Forceps et ventouses sont des instruments qui permettent d'aider la naissance de votre bébé. On parle « d'extraction instrumentale », un terme rude qui n'adoucit pas sa réputation ! Il s'agit bien d'une aide, ce qui signifie qu'il est absolument nécessaire que la maman participe, quand on la guide, en continuant les efforts de poussée.

Cette aide à la naissance peut être nécessaire dans plusieurs situations :

- si vous poussez depuis longtemps, mais que votre bébé ne descend pas suffisamment dans le vagin et que sa naissance tarde. Il faut savoir que la durée des efforts de poussée ne doit en théorie pas dépasser trente minutes. Au-delà de ces trente minutes, il y a un risque plus important de saignements après l'accouchement et de difficultés d'adaptation à la vie extra-utérine pour votre bébé ;

- si le bébé ne tolère pas parfaitement la phase d'expulsion. Il a par exemple régulièrement des anomalies du rythme cardiaque lors de ce moment.

Même si les efforts expulsifs sont efficaces, une aide pour les écourter peut être nécessaire pour le bien-être de l'enfant.

Soyez rassurée et non terrorisée si l'obstétricien est appelé pour une aide à l'expulsion ! Cet appel n'est pas synonyme de « Mon heure a sonné ! » ni de « Je vais avoir une épisiotomie » !

Cet appel signifie que la naissance sera peut-être plus rapide, par nécessité. En général, quelqu'un vous dira « Ne vous inquiétez pas ! » à ce moment-là, ce qui ne manquera pas de renforcer votre angoisse ! On sait désormais que l'usage de la négation produit l'effet inverse ! Toutefois, l'hypnose et la communication thérapeutique ne sont pas encore arrivées dans toutes les salles d'accouchement. Alors, exercez-vous aux pensées positives et transformez ce que vous recevez de négatif en positif. C'est un bon exercice à pratiquer pour vous détacher d'une contraction douloureuse, du pessimisme de votre conjoint ou d'un soignant. La naissance assistée d'un forceps ou par ventouse concerne environ 15 % des accouchements par voie basse. Ce recours est d'autant plus souvent nécessaire qu'il s'agit d'un premier accouchement par voie naturelle.

« Si l'obstétricien est appelé pour une aide à l'expulsion, cela signifie que la naissance sera peut-être plus rapide, par nécessité. »

En quoi consiste cette aide ? Le forceps est un instrument qui ressemble à des couverts à salade. Chaque couvert est placé de part et d'autre de la tête du bébé. L'obstétricien exerce une traction simultanée aux efforts de poussée de la maman pour faire descendre le bébé.

La ventouse est un petit instrument rond qui est appliqué sur le sommet de la tête du bébé et qui va l'aider à descendre de la même façon qu'un forceps. La ventouse aspire une petite partie du cuir chevelu du bébé. Elle est maintenue par l'obstétricien par un lien rigide qui permet de définir l'axe de traction. Cela fait un petit suçon sur la tête, qui disparaît très vite après la naissance. Il n'est souvent plus visible lors de la sortie de maternité.

Le forceps peut être également utilisé lors d'un accouchement par le siège (naissance par les fesses en premier) quand la tête peine à sortir alors que le corps est « dehors ».

En aucun cas, la pratique de l'épisiotomie n'est systématique lors d'une aide instrumentale.

Le choix de l'instrument dépend des habitudes du médecin, de sa formation initiale et également de la situation médicale qui se présente à lui.

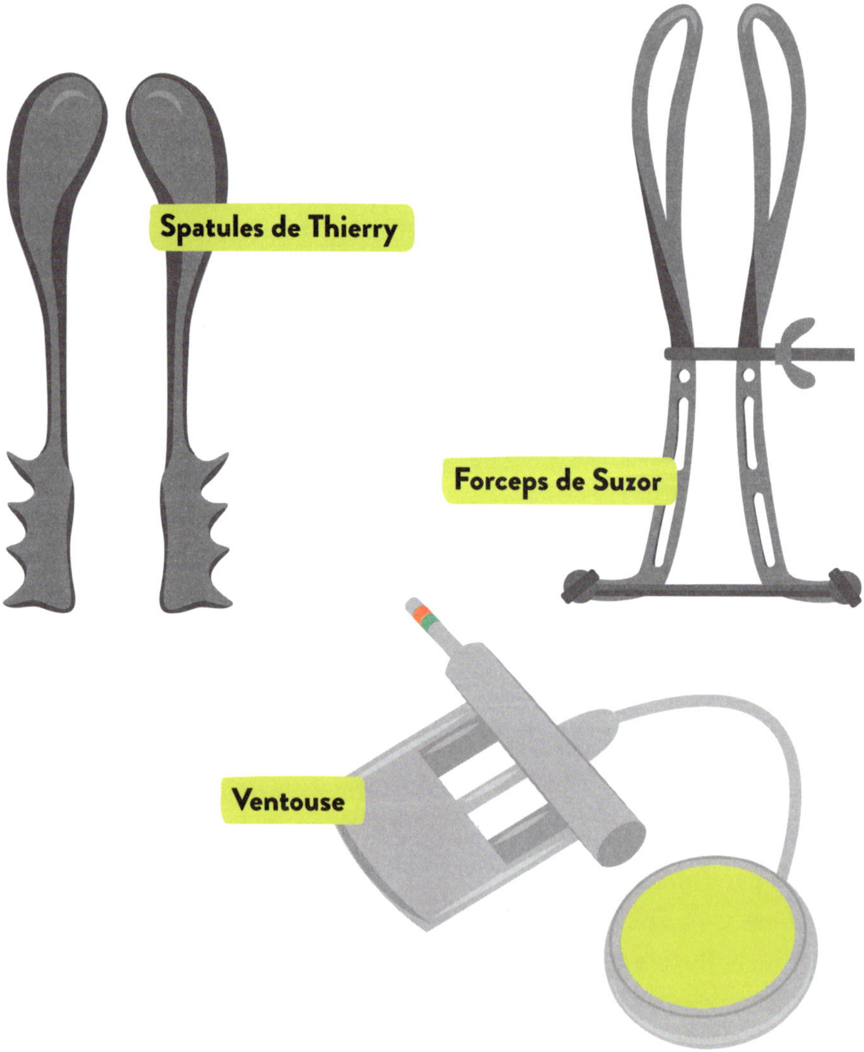

Épisiotomie et compagnie

L'épisiotomie a beaucoup fait parler d'elle, notamment celle effectuée sans consentement. À quoi sert-elle ? Qui la pratique ? Doit-on en avoir peur ?

L'épisiotomie peut être pratiquée lors d'un accouchement par voie basse, mais n'est pas systématique. Elle consiste à inciser un muscle périnéal, en général vers la fesse droite, plus rarement à gauche. Le médecin ou la sage-femme utilise des ciseaux qu'il dirige du vagin vers la fesse droite. Cette incision agrandit immédiatement la largeur du vagin et permet souvent le dégagement plus rapide de la tête du bébé et donc la naissance.

« L'épisiotomie peut être pratiquée lors d'un accouchement par voie basse, mais n'est pas systématique. »

Elle n'a pas de bénéfice démontré au cours d'un accouchement normal. Elle n'est pas systématique si un forceps ou une ventouse est nécessaire. Son intérêt est discuté lors d'un accouchement par le siège ou de jumeaux, mais il n'y a pas de recommandation pour qu'elle soit systématique.

Contrairement à ce qui a été affirmé lors des débats autour des violences obstétricales, la pratique de l'épisiotomie est rare. En juillet 2017, à l'issue d'un discours sur les inégalités professionnelles et sur les violences subies par les femmes en France, Marlène Schiappa a annoncé un taux d'épisiotomie à 75 % ! C'est totalement faux. Le taux d'épisiotomie en France se situe autour de 20 % et a diminué ces vingt dernières années. Le taux avancé par Mme Schiappa émanerait d'une population se déclarant victime de violences obstétricales, ce qui constitue un biais majeur.

En 2005 et en 2018, le collège national des gynécologues-obstétriciens a publié des recommandations pour encadrer cette pratique et en restreindre les indications. Les études ont montré que l'épisiotomie ne protège pas de déchirures plus graves, ni de l'incontinence urinaire ou anale. Celle-ci, qu'elle soit urinaire ou anale, connaît une amélioration souvent spontanée les premières semaines après l'accouchement. Ensuite, la rééducation périnéale est un traitement à part entière des symptômes d'incontinence. Dans de rares cas, l'incontinence peut persister et faire l'objet d'une consultation spécialisée chez un urologue ou un gynécologue pour l'incontinence urinaire, ou chez un gastro-entérologue pour l'incontinence anale.

L'épisiotomie est réalisée par un praticien de la naissance, sage-femme ou obstétricien. Elle est suturée immédiatement après la naissance et la délivrance (expulsion du placenta). Elle peut être responsable de saignements abondants. J'apporte cette précision, car certaines femmes réclament qu'on les « laisse tranquilles » après la naissance. Mais la suture d'une épisiotomie ne peut pas et ne doit pas être retardée.

La suture sera surveillée quotidiennement par les sages-femmes pendant le séjour à la maternité. La douleur liée à l'épisiotomie doit être soulagée par des antalgiques simples. La persistance d'une douleur vive malgré les médicaments doit être signalée aux soignants afin de rechercher une éventuelle complication. Elles sont rares : infection ou désunion (les points réalisés ont lâché avant cicatrisation). Si elle se complique, la suture est surveillée par une sage-femme à domicile. Il est rare que la cicatrice nécessite de prolonger le séjour à la maternité. Si l'évolution semble favorable, elle ne nécessite pas de surveillance particulière au retour à la maison.

Les déchirures périnéales, quant à elles, se font naturellement au moment du dégagement de la tête. Elles sont fréquentes et sont souvent simples. Elles sont suturées immédiatement, elles aussi, et n'entraînent aucune complication particulière dans la majorité des cas. La douleur est calmée par des antalgiques simples, souvent arrêtés à la sortie de la maternité.

« Il y a des déchirures, simples ou complexes, qui sont douloureuses et des épisiotomies qui ne le sont pas du tout. Encore une fois, il est difficile de comparer des douleurs. »

Est-ce qu'une épisiotomie est plus douloureuse qu'une déchirure dite « naturelle » ? Ce n'est pas une vérité générale. Il y a des déchirures, simples ou complexes, qui sont douloureuses et des épisiotomies qui ne le sont pas du tout. Encore une fois, il est difficile de comparer des douleurs. L'intensité d'une douleur est multifactorielle. Elle est majorée si l'accouchement est mal vécu. En cas de fatigue intense, et même si l'accouchement est bien vécu, les douleurs seront ressenties comme plus intenses. Comme on l'a vu, les professionnels en maternité utilisent des échelles de douleur (numériques ou visuelles) pour adapter au mieux les antalgiques administrés. Ces outils permettent aux mamans d'exprimer leur douleur avec précision et de recevoir les traitements adaptés. Il est très important de signaler une douleur même si elle n'est pas intense, car elle sera plus facile à atténuer si elle est prise en charge dès le début.

« Il est très important de signaler une douleur même si elle n'est pas intense, car elle sera plus facile à atténuer si elle est prise en charge dès le début. »

Certaines patientes présentent, à distance de l'accouchement, des séquelles douloureuses des cicatrices périnéales. Il peut s'agir de douleurs spontanées (c'est-à-dire sans stimulation) ou provoquées (notamment par les rapports sexuels). Pour certaines d'entre elles, il est difficile d'en parler en consultation. Sachez qu'il existe des solutions pour les prendre en charge. L'examen clinique cherche à localiser précisément la douleur et analyse la qualité des tissus en regard (durs ou souples). Il n'y a pas une solution miracle pour toutes les patientes, mais plusieurs solutions à adapter au cas par cas. Certaines sont simples et efficaces, comme des massages à l'acide hyaluronique ou des infiltrations d'anesthésiants.

L'ACCOUCHEMENT D'UN ENFANT MORT OU LA MORT D'UN ENFANT IMMÉDIATEMENT APRÈS LA NAISSANCE

La situation abordée ici est probablement la plus difficile et la plus douloureuse. Ne pas l'aborder serait nier la réalité d'une salle d'accouchement.

Ce sont des situations rares, mais exceptionnellement douloureuses. Les équipes des maternités disposent de professionnels formés au deuil périnatal et à l'accompagnement des familles. Pour autant, il peut y avoir des mots blessants à jamais et des familles laissées dans un immense désarroi. Le sujet génère un malaise, provoque la fuite. Les jeunes sages-femmes laissent la place aux plus expérimentées. Le personnel de maternité fuit la chambre « pour ne pas déranger ». Les amies évitent le sujet. C'est un constat difficile, mais réel : on fuit pour se protéger soi-même de l'insupportable.

Les couples qui perdent un bébé ont besoin d'être entourés, ont besoin qu'on leur parle de l'enfant décédé. Un enfant vivant ne remplace jamais un enfant perdu. Un enfant décédé marque à jamais l'histoire de sa famille.

Je livre ici ce texte de Jacques Salomé extrait du livre *Le Courage d'être soi – Une charte du mieux-être avec soi-même et avec autrui* (Pocket, 2003) qui me semble bouleversant de vérité :

« Il est venu au monde et je l'ai perdu avant même de le rencontrer, s'est lamentée cette femme. Je n'ai pas su lui répondre, à cette époque, ce que j'ai découvert depuis et que je sais aujourd'hui. Que certains bébés, certains enfants se "donnent la liberté" d'apparaître, de seulement apparaître dans la vie, pour insuffler l'envie à l'un de leurs parents de naître enfin ou d'accéder à plus de vie dans leur existence. Certains enfants sont de passage pour montrer à l'un ou à l'autre de leurs géniteurs un chemin, pour témoigner d'un choix de vie à faire. Certains enfants, par leur mort subite, invitent leurs parents à oser un changement qu'ils n'avaient pu envisager jusqu'alors. Certains enfants ont ce pouvoir de dire par leur présence furtive et fugitive et leur disparition brutale : "Ose ta vie, toi seul la vivras." Nous pouvons ainsi écouter et entendre le message secret envoyé par ces enfants dont la présence éphémère nous blesse à jamais si nous restons sourds à leur message d'espoir. »

Un conseil : les parents confrontés à cette situation peuvent se rapprocher de l'association « Petite Émilie » ou encore lire ***Le Roi du Silence*** de Charlotte Guillet pour les aider à expliquer à la fratrie l'absence de l'un des leurs.

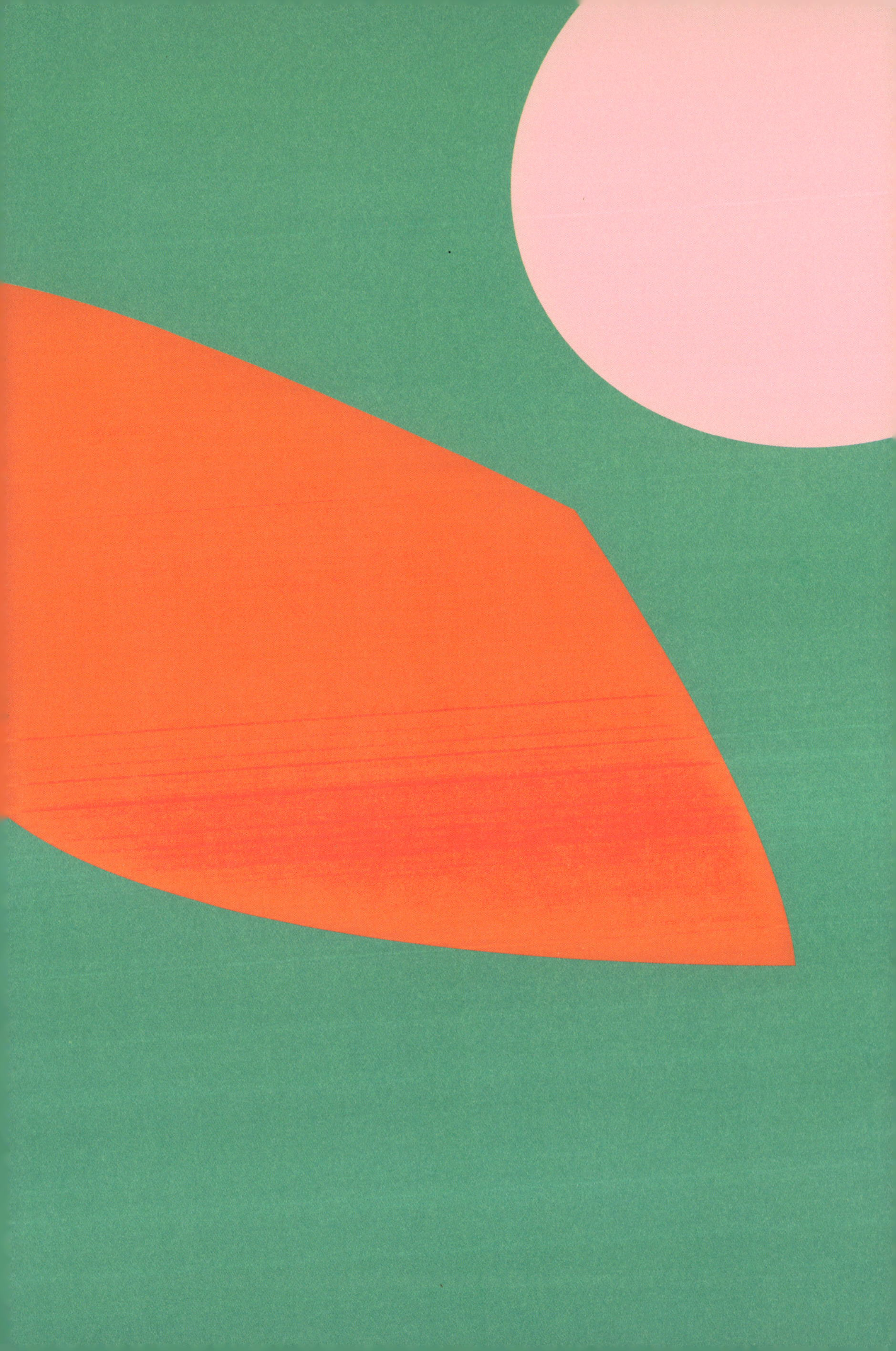

LE POST-PARTUM EN GUISE DE POST-SCRIPTUM

C'est le chapitre que vous devez écrire. C'est le livre de la vie « d'avant » qui se ferme. C'est le début d'une nouvelle aventure.

Après un court séjour à la maternité, vous rentrerez à la maison avec le tout-petit adoré. Le temps semblera alors s'écouler plus vite ; parfois plus lentement quand le bébé pleure… Vous devrez vous remettre physiquement de l'accouchement alors même qu'un petit être bouleverse votre sommeil.

IL Y A TOUJOURS DES NUISIBLES À FUIR

Vous croiserez probablement des amis qui profitent de l'arrivée de votre enfant pour vous raconter leurs pires années de nuits blanches, les douleurs dentaires du petit dernier ou la diversification alimentaire houleuse du deuxième. Certaines personnes sont capables de vous livrer des cargos entiers de négativisme : fuyez !!!

Vous aurez aussi sans doute le plaisir d'avoir une copine qui vous parle en détail de son accouchement en tâtant le terrain dans le but d'en savoir plus sur le vôtre. Non, ce n'est pas obligatoire de lui raconter !

Il y aura bien une ou deux bonnes âmes pour vous dire que vous ne faites pas ce qu'il faut :

- pour l'allaitement : « Tu lui donnes encore ??? », « Tu arrêtes ? Quel dommaaaage ! », « Ah… tu ne donnes pas le sein ? » ;
- pour le sommeil : « Tu devrais aller le coucher », « Il dort encore ??? » ;
- pour l'habillage : « Ne crois-tu pas qu'il (ou elle) a trop chaud ? trop froid ? ».

QUANT À VOTRE CORPS, C'EST ENCORE UNE AUTRE HISTOIRE, UNE VASTE HISTOIRE !

Les femmes ne sont pas toutes égales face aux modifications physiques de la grossesse. Elles n'y accordent pas toutes la même importance non plus. Mais le jugement des autres peut déstabiliser et altérer la confiance en soi.

La consulatation postnatale

Vous aurez un rendez-vous de consultation postnatale avec votre sage-femme ou votre gynécologue. Lors de ce rendez-vous, vous ferez le point sur les suites de l'accouchement : cicatrisation du périnée si des points de suture ont été nécessaires, nécessité ou non de prescrire une rééducation périnéale, contraception, allaitement maternel, moral. Ce rendez-vous est programmé en général un mois après la naissance. Ce sera également le moment d'aborder votre vécu de l'accouchement, d'éventuels actes ou paroles mal compris. Trop souvent, la consultation postnatale est rapidement expédiée et ne laisse pas la place au débriefing. Si c'est important pour vous, il faut profiter de ce moment pour mettre les sujets délicats à l'ordre du jour, c'est primordial pour la suite, tant physiquement que moralement.

« Vous aurez un rendez-vous de consultation postnatale avec votre sage-femme ou votre gynécologue. »

Concernant la rééducation périnéale, il faut savoir qu'il n'y a rien d'obligatoire ni de systématique. Vous pouvez ne pas avoir besoin de cette rééducation en l'absence de symptômes d'incontinence et si la sage-femme ou le médecin qui vous examine en postnatal juge que le tonus de votre périnée est correct. Si vous avez une prescription de rééducation périnéale, vous devrez prendre un rendez-vous avec une sage-femme ou un kinésithérapeute pour une dizaine de séances.

Il n'y a aucune urgence à faire la rééducation, il faut laisser la récupération spontanée s'effectuer pour que le travail que vous ferez avec le rééducateur soit le plus efficace possible. Laissez-vous au moins deux mois après la naissance pour débuter ces séances.

Post-partum et réseaux sociaux aidants ou destructeurs

Beaucoup de femmes profitent du congé maternité pour être connectées, connectées, hyperconnectées.

Beaucoup d'entre nous ont pu observer une page Instagram d'une maman mince, bronzée, sans une crevasse sur le mamelon, qui se prend le « tacle » d'une autre maman : « Mais oui, tu es parfaite ! »

« Le hashtag #Monpostpartum, sur le modèle de #Metoo, est né sur Instagram et Twitter en février 2020 et cherche à jeter un pavé dans la mare sur cette réalité. »

Le hashtag #Monpostpartum, sur le modèle de #Metoo, est né sur Instagram et Twitter en février 2020 et cherche à jeter un pavé dans la mare sur cette réalité. Il invite les jeunes mamans à libérer leur parole sur ce sujet. Cet appel à témoigner lancé, entre autres, par la sociologue française et féministe Illana Weizmann, encourage à ne plus cacher la réalité de la fatigue du corps et de l'esprit. On voit alors apparaître des photos de vergetures, de visages sans filtre et de slips « filet » avec garniture apparente sur les comptes Instagram. Pour celles qui ne le connaissent pas, le slip « filet », c'est la petite culotte en résille jetable beaucoup moins glamour que le bas résille ! En général, ces petites culottes sont données à la maternité après l'accouchement. Personne ne vous oblige à les mettre. Ils ne sont ni écologiques ni esthétiques, mais certaines préfèrent les utiliser pour ne pas souiller leurs sous-vêtements habituels. En pratique, si vous vous changez régulièrement et avec des protections adaptées, les débordements ne sont pas plus fréquents que pendant vos règles.

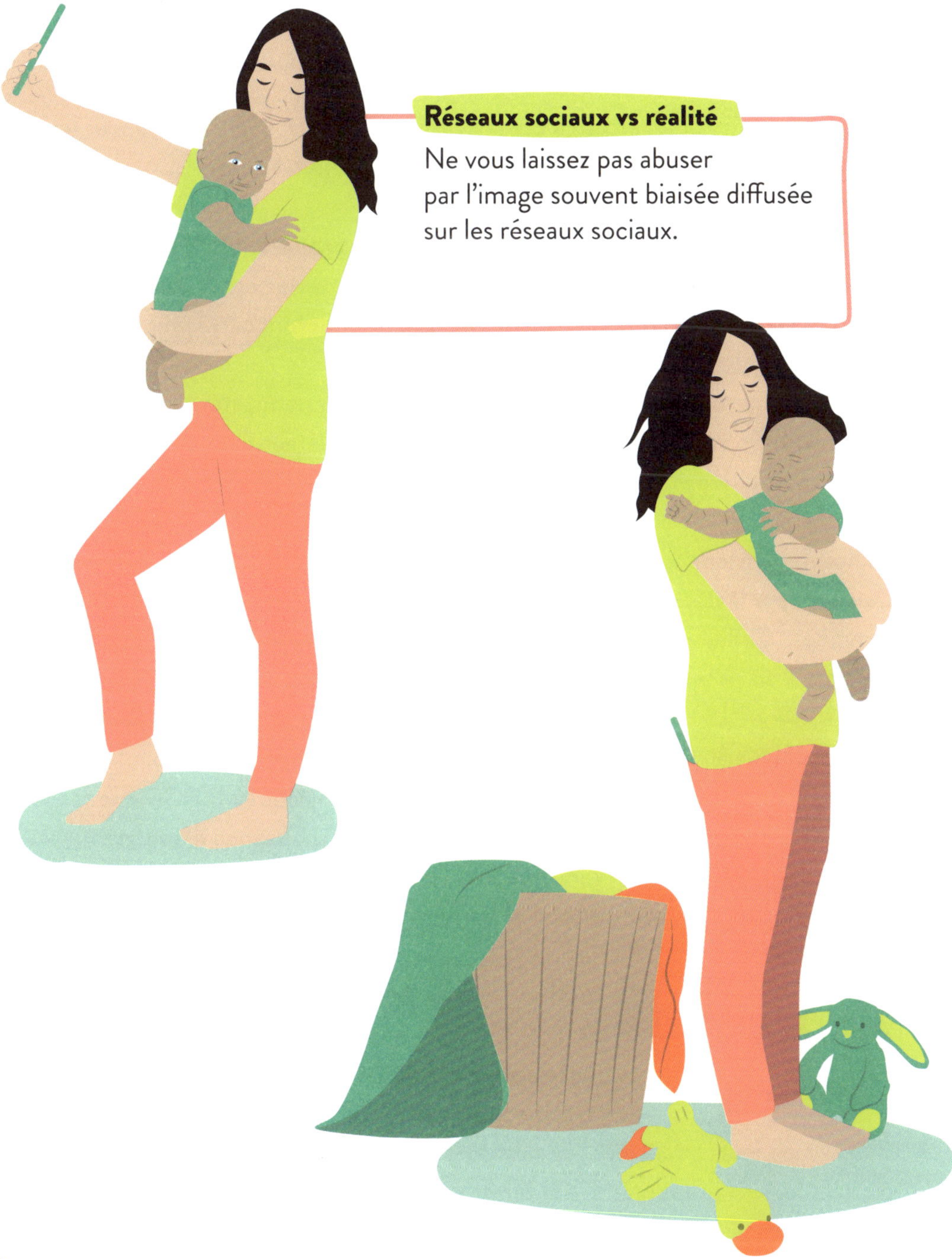

Réseaux sociaux vs réalité

Ne vous laissez pas abuser par l'image souvent biaisée diffusée sur les réseaux sociaux.

MATRESCENCE, BABY-BLUES ET POST-PARTUM

Le hashtag #Monpostpartum a été l'occasion pour certaines de dénoncer le manque d'informations données sur cette période.

Les séances de préparation à l'accouchement préparent-elles au post-partum ? En réalité, la préparation à la naissance prévoit également la préparation à la « parentalité ». Toutefois, peu de patientes font cette préparation. Certaines maternités proposent des séances après la naissance du bébé. Ce sont des groupes d'échange très intéressants, qui permettent à certaines mamans de se sentir moins isolées dans leurs problématiques de sommeil, d'allaitement, de reflux, d'irritabilité...

Le hashtag #Monpostpartum met aussi en lumière l'isolement des femmes touchées par la dépression du post-partum et qui ne sont ni accompagnées ni aidées. Celles pour qui tout se mélange : les émotions, la fatigue... Celles qui se posent la question : suis-je déprimée ou en train de vivre la matrescence ? La matrescence, c'est un concept inventé en 1973 par une anthropologue américaine, Dana Raphaël. Il désigne la période de bouleversements émotionnels et physiques que vivent les jeunes mamans, en bref : « la naissance d'une mère ». Alexandra Sacks, psychiatre américaine, spécialiste de la reproduction, s'approprie la matrescence pour décrire cette transition vers la maternité comme un tournant émotionnel chez la femme, au même titre que l'adolescence chez le jeune adulte. La matrescence désigne le sentiment d'attachement, extrêmement puissant, ressenti par certaines femmes vis-à-vis de leur enfant, les rendant transitoirement « détachées » du reste du monde, les faisant même douter de leur rôle en dehors de celui de mère. De nombreuses femmes se sont reconnues dans cet état, dont Clémentine Sarlat, journaliste à la rédaction des sports de France Télévisions, qui a créé

« Il désigne la période de bouleversements émotionnels et physiques que vivent les jeunes mamans, en bref : “ la naissance d'une mère ”. »

son site clementinesarlat.com. Faites une pause en écoutant ses nombreux podcasts sur la famille, le post-partum et la vie après la naissance d'un ou plusieurs enfants. La matrescence a une sonorité proche de la maltraitance et l'aborder peut paraître négatif. Mais elle évoque simplement l'attachement physique qui naît de l'attachement émotionnel. La connaître et la faire connaître à votre conjoint vous permettra d'accueillir ces moments précieux. Est-ce qu'il faut se sortir de la matrescence ? Je pense qu'il faut plutôt arrêter de se poser des questions sur la normalité de l'attachement vis-à-vis de son enfant et connaître quelques signes objectifs de « baby blues » ou de dépression du post-partum afin de les repérer et de se faire aider. Si vous faites une préparation à la naissance complète, ce sujet est abordé.

« La dépression du post-partum touche, elle, 10 à 20 % des mamans. »

On distingue « le baby blues » ou syndrome du troisième jour et la dépression du post-partum. Le blues se manifeste un à trois jours après l'accouchement et dure de quelques jours à quelques semaines. Ce syndrome est fréquent avec, au premier plan, une labilité émotionnelle. Les mamans sont heureuses un instant et peuvent fondre en larmes la minute qui suit.

La dépression du post-partum touche, elle, 10 à 20 % des mamans. Si vous avez déjà connu des épisodes de dépression auparavant, vous y êtes plus vulnérable. Elle peut apparaître plusieurs mois après l'accouchement.

Voici quelques signes qui doivent vous alerter ou alerter votre entourage :

- l'impression de ne pas être capable de s'occuper de son bébé ;
- l'anxiété extrême ou la panique ;
- la difficulté à prendre des décisions ;
- des sentiments de tristesse ou de désespoir ;
- le sentiment d'avoir perdu le contrôle.

Si ces sentiments vous envahissent dans votre quotidien ou votre vie de famille, il est préférable d'en parler à votre généraliste, à votre sage-femme ou à votre gynécologue.
Un accompagnement à domicile peut être mis en place à la sortie de la maternité par une auxiliaire de puériculture, une sage-femme libérale ou un professionnel de la protection maternelle et infantile (PMI).

Cet accompagnement a montré son efficacité sur la vulnérabilité dans cette pathologie.

Le traitement peut nécessiter un antidépresseur ou un anxiolytique. En cas d'allaitement, les médicaments sont adaptés et ne le compromettent pas.

LA CHARGE MENTALE

Le post-partum peut être l'occasion pour vous de découvrir la « charge mentale ». Ce concept regroupe tout ce qui occupe les pensées des femmes, cette interminable « to do list » de la mère de famille. Ce concept a été vulgarisé par la dessinatrice Emma dans une bande dessinée qui a fait le buzz. Elle a mis en images ce que beaucoup de femmes vivent au sein de leur couple et dénonce le manque d'initiative des hommes dans la gestion du foyer. L'équilibre du couple est chahuté, voire pris dans une tempête, par l'arrivée du bébé. La vie à trois ou plus, c'est une autre vie. Anticipez un peu l'organisation que vous aurez avec la famille qui s'agrandit avant l'arrivée du bébé pour limiter les tensions au retour à la maison.

« L'arrivée d'un enfant doit pousser le couple à définir ou redéfinir ses essentiels dans le respect de chacun. »

L'arrivée d'un enfant doit pousser le couple à définir ou redéfinir ses essentiels dans le respect de chacun. Il est nécessaire d'être attentifs les uns aux autres, au-delà de toute l'attention qui sera portée à l'enfant.

En septembre 2020, il est annoncé que le congé paternité passera à 28 jours, dont 7 jours obligatoires à partir de 2021. Verrons-nous une diminution de l'incidence de la dépression du post-partum ? En tout cas, du temps est donné pour que chacun trouve sa place et c'est probablement bon à prendre !

Je vous laisse écrire votre histoire en vous proposant la parole de mère Teresa (1910-1997) en guise de guide.

La vie est la vie

La vie est beauté, admire-la.
La vie est félicité, profites-en.
La vie est un rêve, réalise-le.
La vie est un défi, relève-le.
La vie et un devoir, fais-le.
La vie est un jeu, joue-le.
La vie est précieuse, soigne-la bien.
La vie est richesse, conserve-la.
La vie est amour, jouis-en.
La vie est un mystère, pénètre-le.
La vie est une promesse, tiens-la.
La vie est tristesse, dépasse-la.
La vie est un hymne, chante-le.
La vie est un combat, accepte-le.
La vie est une tragédie, lutte avec elle.
La vie est une aventure, ose-la.
La vie est bonheur, mérite-le.
La vie est la vie, défends-la.

L'AUTRICE

Mélanie Roblin est obstétricienne à l'hôpital d'Angoulême, en Charente, et mère de deux enfants. Elle a passé sa thèse de médecine en 2010. Après dix ans d'expérience auprès des femmes enceintes, elle a souhaité apporter, par ce livre, un regard nouveau sur la grossesse. Cet ouvrage est issu de la volonté de partager une parole sans tabou autour de la maternité.

BIBLIOGRAPHIE

Les sites pour en savoir plus

Supplémentations en cours de grossesse, l'indispensable et l'inutile : https://www.edimark.fr/Front/frontpost/getfiles/22173.pdf

www.anses.fr (Agence nationale de sécurité sanitaire de l'alimentation, de l'environnement et du travail)

Le CRAT : centre de référence des agents tératogènes : https://www.lecrat.fr/

Sevrage tabagique : https://www.ameli.fr/assure/remboursements/rembourse/medicaments-vaccins-dispositifs-medicaux/prise-charge-substituts-nicotiniques#:~:text=L'appli%20Tabac%20info%20service,et%20de%20Sant%C3%A9%20publique%20France

Le congé maternité, paternité et le congé pathologique : https://www.ameli.fr/fileadmin/user_upload/documents/10614_07_Les_conges_maternite_et_paternite_le_conge_pathologique.pdf

Quel suivi pour les femmes enceintes ? https://www.has-sante.fr/jcms/c_547976/fr/suivi-et-orientation-des-femmes-enceintes-en-fonction-des-situations-a-risque-identifiees

Activité sportive et grossesse : "Physical Activity and Exercise During Pregnancy and the Postpartum Period" – ACOG (American College of and Obstetricians Gynecologists), https://www.acog.org/clinical/clinical-guidance/committee-opinion/articles/2020/04/physical-activity-and-exercise-during-pregnancy-and-the-postpartum-period#:~:text=The%202018%20update%20to%20the,be%20spread%20throughout%20the%20week

Information dépistage T21, Haute Autorité de santé : https://www.has-sante.fr/jcms/pprd_2974232/fr/trisomie-21-un-depistage-plus-performant-et-moins-invasif

Préparation à la naissance : https://www.has-sante.fr/upload/docs/application/pdf/preparation_naissance_fiche.pdf

Fiches patiente sur cngof.fr :
- Information patiente version par manœuvre externe
- Information patiente césarienne programmée
- Information patiente déclenchement sans indication médicale

Rapport sur l'accouchement à domicile : http://www.apaad.fr/wp-content/uploads/2019/09/ETAT-des-LIEUX-AAD-FRANCE-2018.pdf

Rapport INSERM sur les maisons de naissance : http://www.epopé-inserm.fr/wp-content/uploads/2019/11/Rapport_Maisons-naissance_2019-1.pdf

Violences conjugales : www.arretonslesviolences.gouv.fr

Bébé éco-responsable : www.bebezerodechet.com; www.frenchpoupon.fr ; www.greenweez.com

Les films et documentaires pour réfléchir, rire ou pleurer

Sur la naissance à travers le monde : *Le premier cri,* Gilles de Maistres, 2007.

Sur la famille, la charge mentale, le divorce : *La crise,* Coline Serreau, 1992.

Sur le choix du prénom et la détermination du sexe à l'échographie : *Le prénom*, Alexandre de la Patellière et Matthieu Delaporte, 2012.

Sur le post-partum : *Post-partum,* Delphine Noels, 2013.

Sur le handicap : *Apprendre à t'aimer,* Stéphanie Pillonca, 2020.

Sur l'adoption, l'accouchement sous X : *Pupille, Jeanne Herry,* 2018.

Sur les violences obstétricales : *Tu enfanteras dans la douleur,* documentaire d'Ovidie, 2019.

Sur le don d'enfant et autres sujets de société : *Adieu les cons,* Albert Dupontel, 2020 ; *Voir le jour,* Marion Laine, 2020 ; *C'est la vie,* Julien Rambaldi, 2020.

Les blogs, podcasts et comptes Instagram

Podcast décomplexé autour de la grossesse : https://www.bliss-stories.fr

Sur la matrescence : Clementinesarlat.com

Sur le handicap : L'extraordinaire marcel

Sur le couple, la sexualité et l'éducation sexuelle : Thérèse Hargot

Sport et grossesse : @teamtrainsweateat propose un programme spécial femme enceinte : sport, yoga, méditation. Abonnement payant.

Les livres

Collège national des gynécologues obstétriciens, *Le Grand Livre de ma grossesse*, Eyrolles, 2020.

Catherine Dolto, *L'Haptonomie périnatale*, livre audio, 1999.

Charlotte Guillet, *Le Roi du Silence*, 2020. (deuil périnatal pour la fratrie)

Emma, *Un autre regard,* T2, Massot Éditions, 2017 ; https://emmaclit.com/.

Carole Deschamps, *L'Extraordinaire Marcel*, Flammarion, 2020.

Jacques Salomé, *Le Courage d'être soi*, Pocket, 2003.

Associations

Femmes solidaires (mission de l'association en p. 9)

Petite Émilie (deuil périnatal)

Putain de guerrière (association de défense des droits)

CIANE (collectif interassociatif autour de la naissance)

APAAD (Association professionnelle de l'accouchement accompagné à domicile)

DANS LA MÊME COLLECTION
« PARENTS AUJOURD'HUI » :

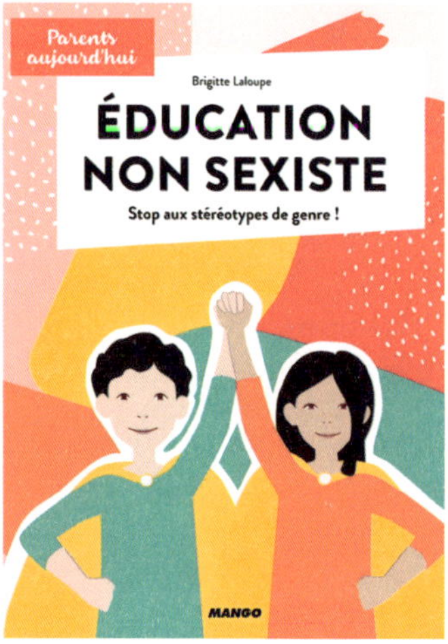

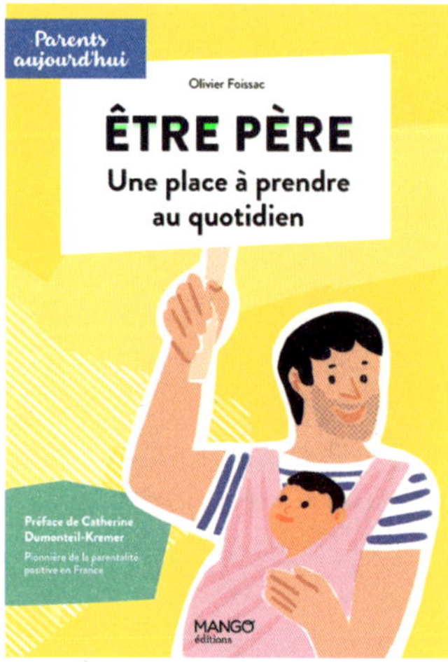

COLLECTION « AIDER À GRANDIR » :

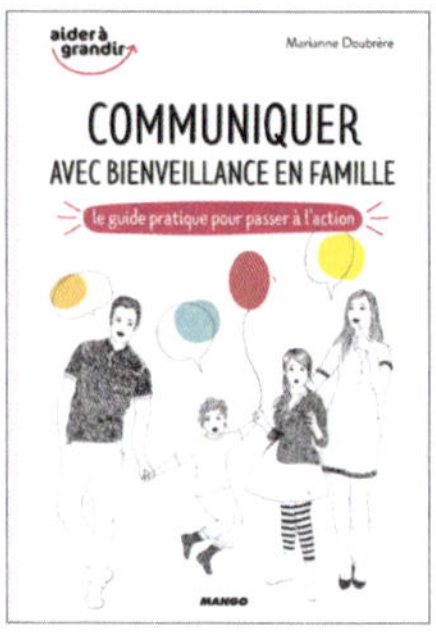

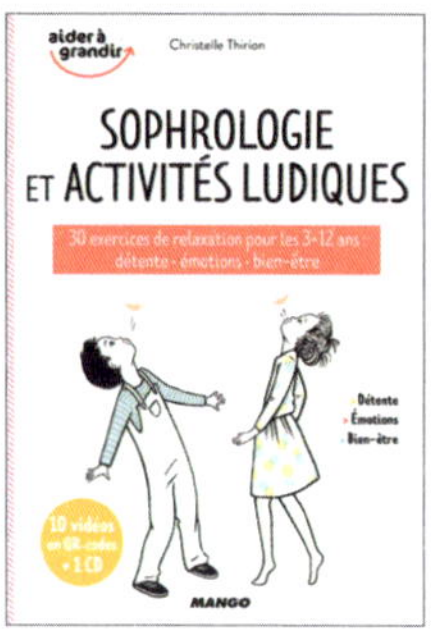

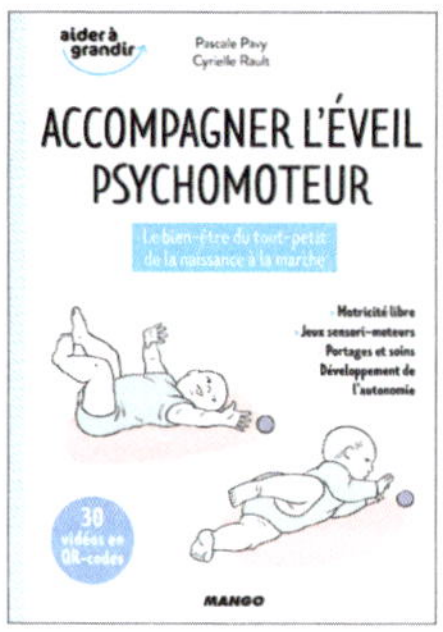

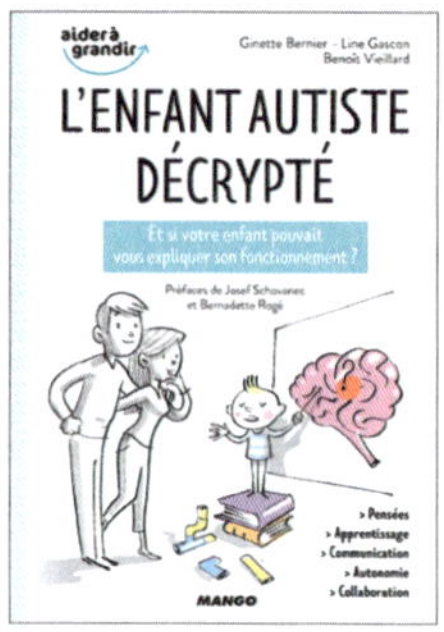

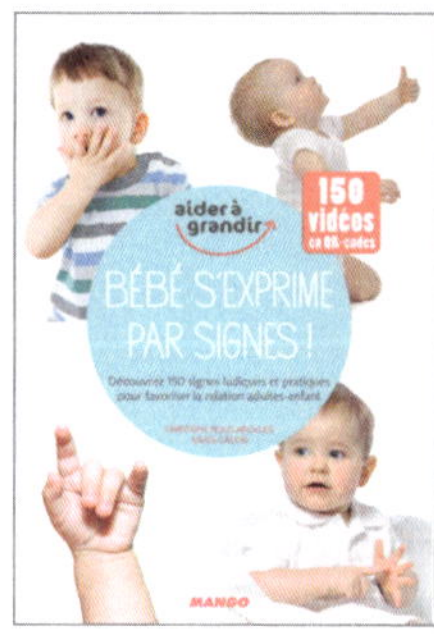

MIXTE
Papier issu de sources responsables
FSC® C007507
www.fsc.org

Direction : Guillaume Pô
Direction éditoriale : Tatiana Delesalle
Édition : Julie Cot
Suivi éditorial : Annabelle Biau-Weber
Direction artistique : Chloé Eve
Mise en pages : Lucile Jouret
Illustrations : Ambrine Angaud
Direction de fabrication : Thierry Dubus
Suivi de fabrication : Marie Dubourg

Ce livre s'inscrit dans une démarche écoresponsable : Il est composé de matériaux issus de forêts bien gérées, certifiées FSC® et d'autres sources contrôlées. Cette certification garantit une empreinte carbone réduite et une gestion raisonnée de la forêt, qui maintient la biodiversité et protège les écosystèmes. Il est imprimé avec des encres à base d'huile végétale, c'est-à-dire fabriquées principalement à partir de matières premières renouvelables, sans huiles minérales et biodégradables. Il a été imaginé et conçu en France, et imprimé en Europe.

1re édition - N° d'édition : M21034
ISBN : 978-2-3170-2360-6
Code MDS : MN23606

Achevé d'imprimer en janvier 2021
par Graphycems en Espagne

Dépôt légal : février 2021
www.mangoeditions.com